1日 10分

伝統のデトックス法で奇跡の美肌

黄金の アーユルヴェーダ セルフマッサージ

監修

医療法人社団邦友理至会理事長
蓮村誠

銀座レンガ通りクリニック院長
臼井幸治

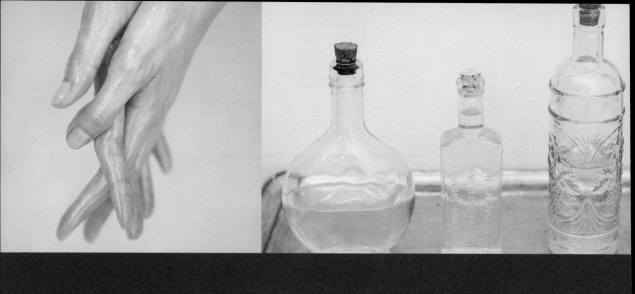

人生を楽しみ、幸福でありなさい。
幸福でいることはもっとも大切なことです。

『金言集』（マハリシ・マヘーシュ・ヨーギー ＝著）より

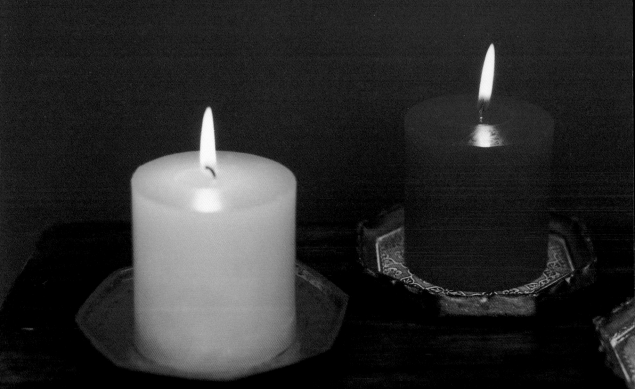

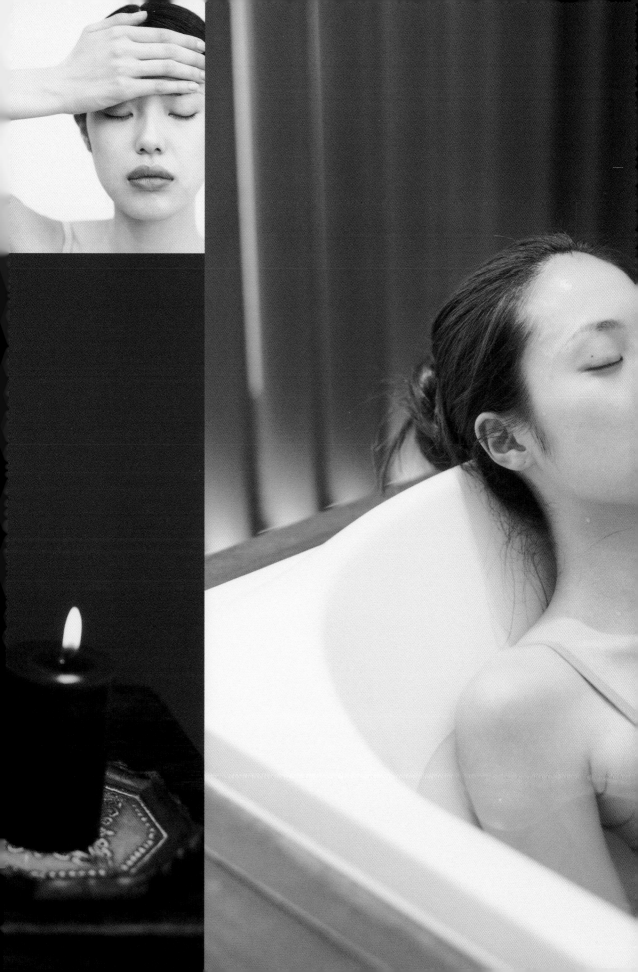

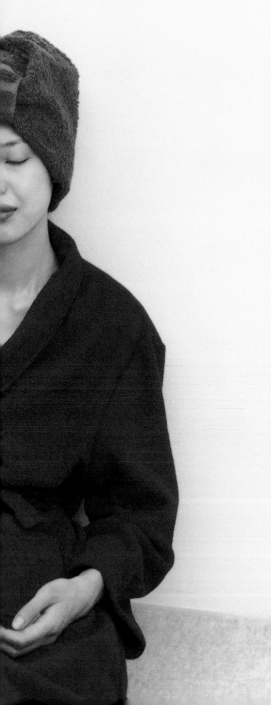

はじめに ————— 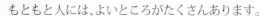 黄金のごま油で しっとりと甘い日々を——

　もともと人には、よいところがたくさんあります。
　一人ひとり、その人なりの体質というものがあって、その体質を取り戻したとき、よいところが表にどんどん出るようになる。そんなときに人は、「ああ、幸せだなあ」と感じます。

　しかし、どうでしょう？　今のこの世の中には、よくないところばかりクローズアップされてしまうような風潮があります。そのせいで、ついコンプレックスを感じてしまったり、逆に悪いところが目立ってしまったりしています。それは、とてももったいないことです。

　アーユルヴェーダでは、きれいに、美しく、豊かに、そして幸せになることが何より大切だと考えられています。なぜなら、「よいところが表に現れていくと、悪いものは自然に消えていく」と考えられているからです。

　この本でご紹介するオイルマッサージは、アーユルヴェーダの中でも最も大切な療法のひとつです。滋養とやさしさに満ちた太白ごま油で、自分の体をくるんでいくと、私たちの体と心のエネルギーはどんどん増えていきます。健康になり、体力がつき、内側から輝くような美しさが溢れるようになっていきます。

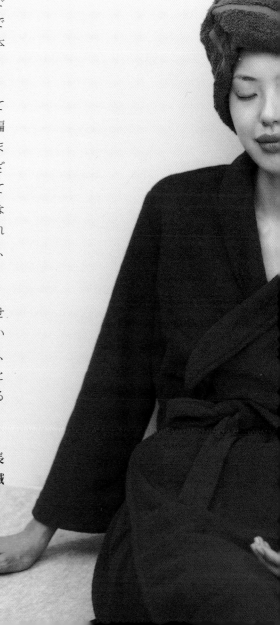

　人は幸福を外に求めがちです。でも実は、外に求めているときは、本当の意味では幸せではありません。感動したり、感謝する気持ちはみんな、自分の内側から沸いてくるものだからです。ですから、幸せになるにはまず、自分の内側を満たすことが大切です。その重要な方法のひとつが、オイルマッサージというわけです。今回、たくさんの方に、この方法を知っていただきたくて、本を作ることにしました。

　ちなみに、アーユルヴェーダは、5000年前から伝承されているものですが、1980年代になって、物理学も考慮し新しく編成され直すという動きがありました。単に病気治療に陥ってしまっていたアーユルヴェーダは、健康増進、老化防止、長寿をめざし、人格の成長も考えていく、ホリスティックな生命科学として生まれ変わりました。マハリシ・マヘーシュ・ヨーギーが中心となって再編成されたので、「マハリシ・アーユルヴェーダ」と言われています。本書では、その考えに基づいた、オイルマッサージや、アーユルヴェーダの基礎知識をご紹介しています。

　喜びの質というのは、決して消えてなくなるものではありません。目に見えるもののように、ちゃんとあなたの内側で増えていきます。どうぞ、毎日オイルマッサージをして、あなたの内側を、喜びの質でいっぱいに満たしてください。そしてあなたのよいところがたくさん溢れ出て、しっとりと甘い、そんな気持ちに浸る日々となりますように。

医療法人社団 邦友理至会 理事長
蓮村誠

1日10分 伝統のデトックス法で奇跡の美肌
黄金のアーユルヴェーダ・セルフマッサージ

CONTENTS

**読者のみなさまへ
注意事項**

オイルマッサージを行う際は、必ず、P31の「マッサージを始める前に」「こんなときは気をつけて」を読んでから行ってください。妊娠中、重い病気、または慢性病の方は、前もって必ず医師に相談してから行ってください。自己判断でこのマッサージを試みず、症状が長引くようなら、医師に相談しましょう。本書の監修者ならびに出版社は、紹介しているオイルを使用したり、オイルマッサージを行って生じた一切の損傷、負傷、その他について、責任は負いかねます。

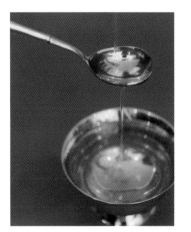

HOW TO USE
この本の使い方

1 まずは、自分の体質をチェックしましょう

アーユルヴェーダでは、自分自身を知ることが、美と健康の
スタートと考えています。P20から始まる4つのチェック表
で、自分の本質や体調の乱れをチェックしてください。なお、
「アーユルヴェーダ式心のバランス診断」(P68~)では、心の
状態もセルフチェックできます。ぜひ参考にしてください。

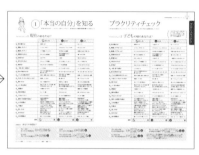

チェック表で自分の体調を確認

自分の現在の体質&生まれつきの体質、体調の乱
れ、毒の蓄積度、エネルギー度のセルフチェック
が簡単にできます。

2 オイルマッサージを覚えましょう

次に、全身のオイルマッサージの方法を覚えましょう。やり
方は、P28から。なお、マッサージオイルの作り方や、マッサ
ージを始める前の注意事項も必ずお読みください。各部位
のマッサージには、体質別の処方とどんな症状に効くかも明
記されています。

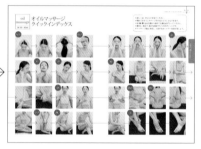

全身の流れがひと目でわかる

頭から足のマッサージ全体の流れをひとまとめ
にした「おさらいページ」も(P60~61)。ちょっと
忘れたなと思ったときにとても便利です。

3 アーユルヴェーダの知恵を
取り入れて、さらに効果アップ

オイルマッサージの効果をさらに上げてくれるのが、毎日の
ちょっとした習慣です。白湯を飲む、早起きをするなど、
5000年の伝統に培われたアーユルヴェーダ式の生活法を
わかりやすく紹介しています。できるところから、ぜひ取り
入れてみてください。

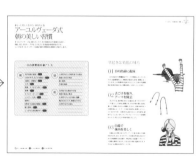

起床から、ヨガ、食事法まで

オイルマッサージの前後に行いたい、ちょっとし
た生活のコツが満載。できるところからぜひ取り
入れてみましょう。

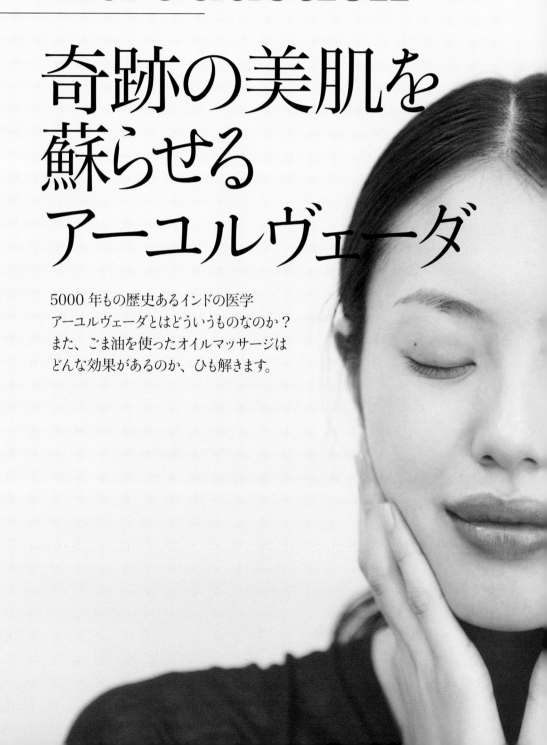

序章 # introduction

奇跡の美肌を蘇らせるアーユルヴェーダ

5000年もの歴史あるインドの医学
アーユルヴェーダとはどういうものなのか？
また、ごま油を使ったオイルマッサージは
どんな効果があるのか、ひも解きます。

アーユルヴェーダで
完全に美しくなれるわけ

世界最古のインドの医学アーユルヴェーダ。その知恵が今、あらためて注目されています。
完全な健康と美しさをもたらすアーユルヴェーダとは、一体どういうものなのか。
それはなぜ、体の内側から美しさと若さを引き出すのか。その理由をご紹介します。

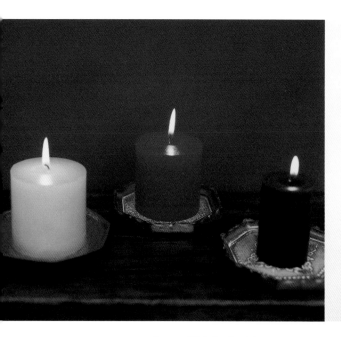

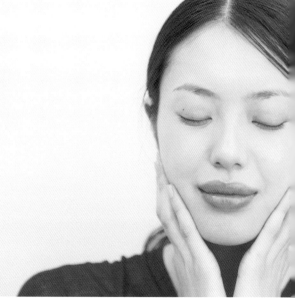

01 5000年の歴史ある
美と健康の知識

　アーユルヴェーダとは、サンスクリット語で「生命の科学」という意味。5000年もの昔からインドを中心に伝承され、世界中の医療や美容法に影響を与えてきました。そこには生命を巡る、心や体、行動、環境に対する膨大なアプローチ法がたっぷりと詰まっています。単に病気を治す、若返りをするというレベルを超えた、有機的で高度な科学——それがアーユルヴェーダというわけなのです。

02 気持ちよさの中で
美しくなっていく

　そんなアーユルヴェーダは、「人がいかに健康で美しく、かつ幸せに生きていくか」の知恵の宝庫ともいえます。西洋医学が「病気」＝マイナスの部分に着目し、悪いところを治そうとするのに対し、アーユルヴェーダでは、「健康」「美」「豊かさ」＝プラスの面に注目して、生命そのものがより健康に、より豊かになるように働きかけていきます。気持ちよさ、楽しさに身を浸すことで、美しく元気になっていくという発想です。

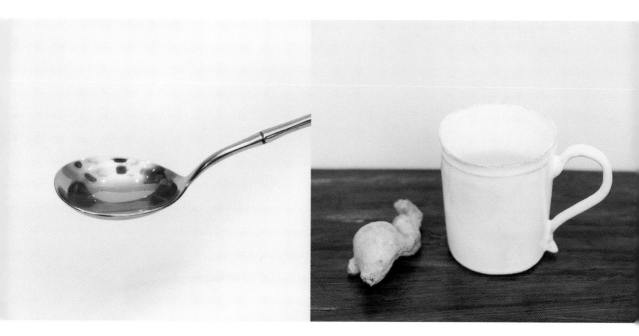

03 自分をよく知ることで より深いケアを

　アーユルヴェーダで最も大切だとされているのが、「自分をよく知る」こと。本来の自分の体質を知り、自分に戻っていくことこそが、美しさと健康への唯一の道だと考えられています。アーユルヴェーダでは、3つの体質＝ドーシャ（ヴァータ・ピッタ・カパ/P18〜P19）という視点から一人ひとりの体質に合ったケアを行うことで、より的確でより深い満足感をもたらしていきます。常にオーダーメイドの処方がある。それも大きな魅力のひとつです。

04 肌だけではなく 内臓も心も美しく

　心と体がつながっていると考えているアーユルヴェーダでは、外側からの肌へのケアはもちろんのこと、内臓や心の面へのいたわりもとても大切に考えています。体内から毒である「アーマ」（P23）を排出し、生命エネルギーであり幸福感の素を作っているといわれる「オージャス」（P24）を増やすこと。それによって肌そのものだけでなく、その人の印象や心のあり方までをも美しく輝かせていきます。

オイルマッサージ 7つの美人効果

30歳で始めると、10年後、なんと20歳の肌になれるというオイルマッサージ(＝アビヤンガ)。
そのわけは、抗酸化作用、免疫力アップ、体内浄化と盛りだくさんです。
驚くべき若返りと美肌をもたらす7つの秘密について、ご紹介します。

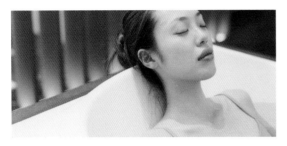

01 体の芯から浄化します

マッサージで肌に塗られた太白ごま油は、毛穴から体の中に入って血管に流れ込み、全身をめぐって、15分もすれば骨まで浸透します。浸透したごま油は体内に溜まった「アーマ」(毒)を溶かし出し、尿などを通して体外に排出したり、皮膚の表面に浮き上がらせます。入浴で体を温めたり、シャワーで洗い流すことで、さらに浄化作用は高まります。

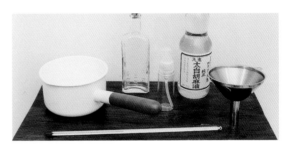

02 抗酸化作用で老化防止

マッサージで使う太白ごま油には、抗酸化作用が。抗酸化とは、体内の活性酸素、いわゆる老化の原因となる物質を抑える働きのこと。肌の細胞が酸化してくすんだり、角質になるのを、肌の内側からしっかりと防ぎます。

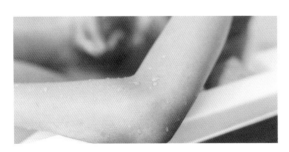

03 みるみる美肌、白肌に

太白ごま油の抗酸化作用は、肌のくすみや目の下のクマも解消します。肌のキメも滑らかに整って明るさが戻り、続けるほど美肌、白肌になっていきます。パン！と水を弾く若々しい肌も夢ではありません。

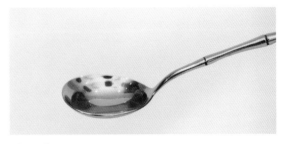

04 体が温まり、しっとり潤います

マッサージで使う太白ごま油は、一度100℃まで熱するため、体を温める効果も。太白ごま油の持つ甘くやわらかい質で、潤いもたっぷり与えてくれます。

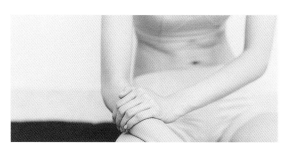

05 体力もアップします

　太白ごま油には免疫力を高める効果もあります。荒れやすかった肌は荒れにくくなり、内臓の免疫力も上がって働きが活性化され、疲れにくく体力のある体を作ります。

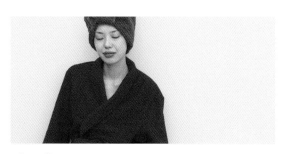

06 全身を包むヒーリング効果

　現代の慌しい生活の中では、不安や心配、イライラや雑念が頭から離れなくなりがちです。その理由は、「ヴァータ」(P18)という質が乱れているせい。実は日本の30〜40代のほとんどの女性に、「ヴァータ」の乱れがあるのだとか。

　オイルマッサージには、この「ヴァータ」を整える働きがあるため、続けるうちに自分自身に「静けさ」が宿り、心がしっとりと落ち着いてきます。やさしい黄金のベールが全身をくるみ、行うごとに幸福感で満たされるようになります。

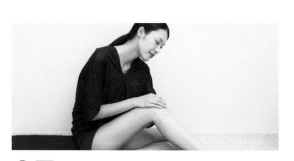

07 愛される自分に

　マッサージを続けると、体質のバランスが整い、「オージャス」(生命エネルギー)も高まっていきます。「オージャス」が高いと、人に好印象を与え、人間関係もスムーズになると言われています。ちなみに「オージャス」が高い存在といえば、赤ちゃん。マッサージを続けると、赤ちゃんのように誰からも愛される自分に、近づいていけるというわけです。

至高のマッサージ
アビヤンガの世界

5分で気絶！？
至福のリラックスタイム

　アーユルヴェーダの医療の中で行われるアビヤンガ。この本でご紹介するセルフマッサージの背景には、実に多彩で深遠な手法が存在しています。もともと、本格的なアビヤンガは、二人のテクニシャンが息の合った動きで、その人に適したハーブ入りのオイルを塗布していくというもの。約1時間の施術の中で、頭から足まで全身を触り、体の不純物を取り除いて深い休息を与えていきます。

　ごま油を額に垂らす「シロダーラ」も、日本ではかなり有名になってきました。あお向けに横たわった状態で、額の中心に向けて約20分間、上からごま油を垂らしていく療法です。アーユルヴェーダで「第三の目」があるとされる額の中心に、温かいごま油が垂らされた瞬間の快感、そのごま油が前頭部全体に広がっていく至福感は、あまりの心地よさから「5分で気絶する」とも言われています。ちなみに本場インドでは、ごま油の代わりにミルクを使う「ミルクダーラ」、さらにはヨーグルトを使った「タカラダーラ」も存在します。

超贅沢な
オイルマッサージも

　またP67で桐島ノエルさんが体験した、頭部を大量のごま油に浸す脳のトリートメント法「シロバスティ」や、ハーブ入りの蒸気を吸い込み、その後ハーブ入りのごま油を点鼻することで、花粉症を改善させる「ナスィヤ」もインドではおなじみの治療法です。

　とりわけ「トリートメントの王様＝キング・オブ・トリートメント」と呼ばれているのが「ピチチリ」。「ピチチリ」は、なんとホースを通してのべ40リットルものオイルを両側から浴びていくという、驚きの療法。浴びるほどに体とオイルの境い目がわからなくなり、まるで母親の胎内にいたときの記憶を呼び起こされたような感覚を覚える、超贅沢なマッサージです。

　今やセレブリティの間でも人気が高いというアーユルヴェーダのアビヤンガ。その至高の世界を、セルフマッサージを通してぜひ自宅でもご堪能ください。

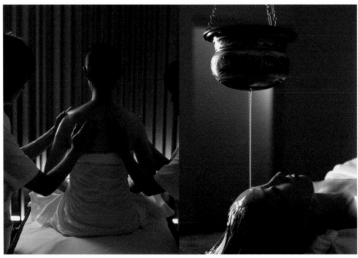

左・二人の施術者によって行われるアビヤンガ。ぴったり息の合った施術が至福の時をもたらします。右・ごま油を額に垂らすシロダーラ。

第1章

自分を知る
完全
セルフチェック

本当に美しくなろうと思ったら、
まずは、自分自身をよく知ることから始めましょう。
4つの本格的なチェック表で、
体質から毒の溜まり具合まで総チェックします。

自分の体質と体調がわかる
4つの完全セルフチェック表

最高の美しさを手に入れるには、自分自身の状態を知ることから。
アーユルヴェーダではそう言われています。マッサージを始める前に、
体調や心の状態をチェックして、自分自身をよく見つめてみましょう。

4つの表で自分を総チェック！

1

今の体質と本来の体質を知る
プラクリティ チェック
→ P20

「プラクリティ」とは、「自然」を意味する言葉。アーユルヴェーダでは「本来の自分」の状態のことを言います。「プラクリティチェック」は、本来その人が生まれ持っている3つの体質＝ドーシャ（P18〜P19）のバランスをチェックするもの。現在の状態と幼い頃の状態の両方をチェックすることで、本来の体質を知るとともに、乱れやすいドーシャがわかります。幼児期と現在の結果が一致すればするほど、健康な状態に近いことを表します。

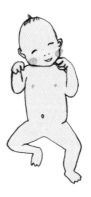

2

ドーシャの乱れを調べる
ヴィクリティ チェック
→ P22

「ヴィクリティ」とは、もともと「不自然」を意味する言葉。本来の自分であるプラクリティからずれてしまった状態をヴィクリティと呼びます。アーユルヴェーダでは、体の不調や病気の原因はドーシャが乱れているためだと考えます。「ヴィクリティチェック」では、今のあなたのドーシャの乱れ（アンバランス度）をチェック。乱れているドーシャをケアして、本来の自分＝プラクリティの状態を取り戻していきます。

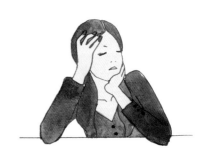

③

毒はどれくらい溜まってる？
アーマ蓄積度チェック
→ **P23**

「アーマ」とは、体と心の未消化物（老廃物）のこと。食べものはきちんと消化されれば、心と体のエネルギーになりますが、消化も排泄もされずに体内に残ったものは、毒素となって蓄積されてしまいます。アーマには粘着性があるため、溜まったアーマは体内のあちこちに付着します。それが、ドーシャの働きを乱し、体本来の機能や免疫力を弱めてしまうのです。このアーマが、今のあなたの体内にどれくらい溜まっているかを調べるのが「アーマ蓄積度チェック」です。アーマはドーシャの乱れに結びついて、病気のもとに。アーマを体内から排出していくことが、健康と美しさを取り戻す第一歩です。

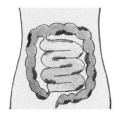

④

心と体のエネルギー量は？
オージャス度チェック
→ **P24**

「オージャス」とは、生命の生き生きとした質の意味。体内の消化力や代謝力が高まることで生まれる、いのちの源ともなる生命エネルギー（生命力）のことです。このチェック表では、今のあなたのオージャス度を測ります。オージャスが少なくなるとアーマ（毒）が増え、心身に不調が現れてきます。逆にオージャスが増えてくると、免疫力や抵抗力が高まって病気になりにくくなります。心にも幸福感が増し、内側から美しくなると言われています。

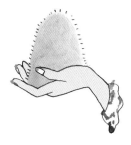

あなたはどのタイプ？
自分がわかる
3つのドーシャ

自分の体質や性格は、ドーシャのバランスによって決まります。
ドーシャは全部で3つ。チェック表で体質や心の状態を調べる前に、
それぞれのドーシャの質をしっかり理解しておきましょう。

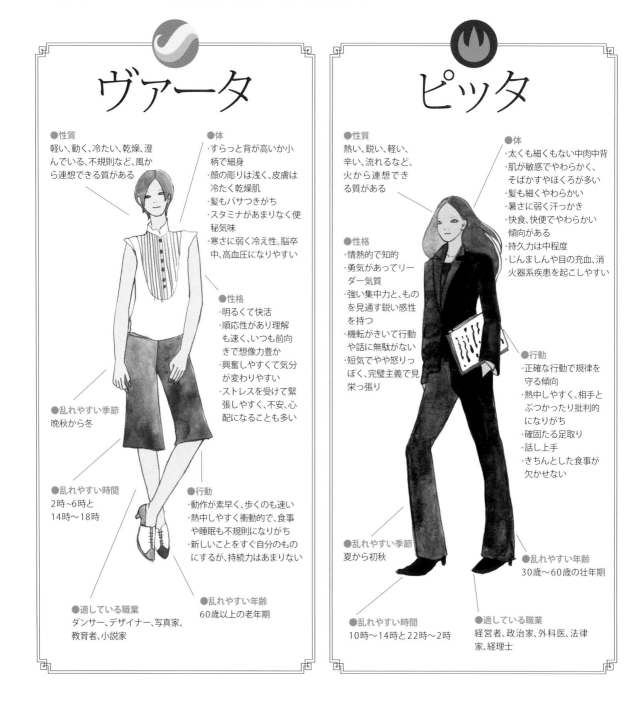

ヴァータ

●性質
軽い、動く、冷たい、乾燥、澄んでいる、不規則など、風から連想できる質がある

●体
・すらっと背が高いか小柄で細身
・顔の彫りは浅く、皮膚は冷たく乾燥肌
・髪もパサつきがち
・スタミナがあまりなく便秘気味
・寒さに弱く冷え性。脳卒中、高血圧になりやすい

●性格
・明るくて快活
・順応性があり理解も速く、いつも前向きで想像力豊か
・興奮しやすくて気分が変わりやすい
・ストレスを受けて緊張しやすく、不安、心配になることも多い

●乱れやすい季節
晩秋から冬

●乱れやすい時間
2時～6時と14時～18時

●行動
・動作が素早く、歩くのも速い
・熱中しやすく衝動的で、食事や睡眠も不規則になりがち
・新しいことをすぐ自分のものにするが、持続力はあまりない

●適している職業
ダンサー、デザイナー、写真家、教育者、小説家

●乱れやすい年齢
60歳以上の老年期

ピッタ

●性質
熱い、鋭い、軽い、辛い、流れるなど、火から連想できる質がある

●性格
・情熱的で知的
・勇気があってリーダー気質
・強い集中力と、ものを見通す鋭い感性を持つ
・機転がきいて行動や話に無駄がない
・短気でやや怒りっぽく、完璧主義で見栄っ張り

●体
・太くも細くもない中肉中背
・肌が敏感でやわらかく、そばかすやほくろが多い
・髪も細くやわらかい
・暑さに弱く汗っかき
・快食、快便でやわらかい傾向がある
・持久力は中程度
・じんましんや目の充血、消火器系疾患を起こしやすい

●行動
・正確な行動で規律を守る傾向
・熱中しやすく、相手とぶつかったり批判的になりがち
・確固たる足取り
・話し上手
・きちんとした食事が欠かせない

●乱れやすい季節
夏から初秋

●乱れやすい年齢
30歳～60歳の壮年期

●乱れやすい時間
10時～14時と22時～2時

●適している職業
経営者、政治家、外科医、法律家、経理士

カパ

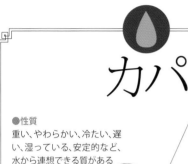

●性質
重い、やわらかい、冷たい、遅い、湿っている、安定的など、水から連想できる質がある

●体
・大きな瞳と長く濃いまつ毛を持ち、色白
・髪はしっとりつややか
・体力、持久力がある
・体格がよくグラマーで太りやすい
・体臭はほとんどない
・肌質は若干オイリー
・アレルギー性鼻炎や咳、痰などが出やすい

●乱れやすい季節
春

●性格
・心が落ち着いていて寛大
・慈愛に満ちていて、温厚で献身的
・理解は速くないがとても深い
・情に厚く波風が立たないことを好む
・頭で考えたことより、体で感じたことを大切にするが、物事に執着する傾向がある

●行動
・ゆっくりとした動作で、辛抱強く着実に物事をやり遂げる
・ものを溜め込む傾向があり、持続的な活動が得意
・歩くのも話すのもゆっくり
・過眠しがち

●乱れやすい年齢
0歳～30歳の若年期

●乱れやすい時間
6時～10時と18時～22時

●適している職業
看護師、管理者、コック、建築家、カウンセラー、肉体労働者

ドーシャでわかる7つの体質

●ヴァータ型
ヴァータの質を強く持つ人。軽快で自由を好み、一か所に安定することを嫌う。好奇心旺盛で積極的に活動し、率先して動く。周囲を明るく幸せにする活発さを持っているが、スタミナがないので、定期的な休息と食事が必要。

●ピッタ型
ピッタの質を強く持つ人。とても切れ味がよく、鋭い分析力と高い知性で、応用がきき、問題解決の能力に優れている。情熱的で正義感が強く、困難に出合っても、自分が目的を達成するための喜びに変えることができる。

●カパ型
カパの質を強く持つ人。すべてにおいて安定的。物事に動じることなく、つねに平和的な心で処できる。豊かな愛情で人を包み、癒しを与える。始めたことは途中で投げ出したりせず、ゆっくり確実に自分のものにしていく。

●ヴァータ・ピッタ型
ヴァータの速さと動き、ピッタの熱と鋭さの質を持つ人。多くの情報を正確に扱うことが得意で、情報処理能力に優れている。行動力と実践力があるが、ストレスに対しては、不安と怒りが交互にやってくる傾向がある。

●ヴァータ・カパ型
ヴァータの速さと動き、カパの重さと安定の質を持つ人。早口だが、カパの安定感があるので、話が飛んだり不安定になったりせず、落ち着いた印象を与える。安定的だが軽快さも兼ね備えていて、その意外性が人を惹きつける。

●ピッタ・カパ型
強いエネルギーを作るピッタと、それを溜めるカパの質を持つ人。鋭い知性を持つが攻撃的ではなく、人当たりはやわらかい。一度決めたことはけっして曲げない、強い意志の持ち主。でも無理をしがちなので、怒りやすくなることも。

●ヴァータ・ピッタ・カパ型
3つのドーシャを同じ割合で持つめずらしい人。数万人、数百万人にひとりと言われる。あるときは軽やかで発想豊か、あるときは知的。またあるときは持久力があり慈愛深く、バランスの取れた人。ただしドーシャが乱れやすい。

診断は、P20～21へ

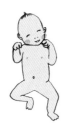

① 「本当の自分」を知る

まずは、あなたのドーシャバランスをチェックして、「本当の自分」の体質・性質を調べてみましょう。

プラクリティチェック 1　現在のあなたは？

	ヴァータ	ピッタ	カパ
Q₁ 体の動きは？	□ 素早いほう	□ 人並み	□ ゆっくり
Q₂ 興奮しやすい？	□ とてもしやすい	□ どちらかというとしやすい	□ ほとんどしない
Q₃ 動揺しやすい？	□ すぐ動揺してしまう	□ 多少気になる程度	□ 何事にもあまり動じない
Q₄ 理解の仕方は？	□ 早いけれど表面的	□ 早さは普通だけれど応用が得意	□ 遅いけれど深い
Q₅ 記憶力は？	□ 忘れやすい	□ 人並み	□ 覚えたら忘れない
Q₆ 消化の仕方は？	□ 日によって不規則	□ すぐに消化してしまう	□ ゆっくり消化する
Q₇ 食欲は？	□ あるときとないときの差がある	□ いつも食欲旺盛	□ それほど食べたがらない
Q₈ 一度に食べる量は？	□ ムラがある	□ たくさん食べられる	□ たくさんは食べられない
Q₉ 好みの味付けは？	□ 甘いもの、塩気のあるもの、酸っぱいもの	□ 甘いもの、苦いもの、渋いもの	□ 辛いもの、苦いもの、渋いもの
Q₁₀ どんな食事が好き？	□ 温かい食事と温かい飲みもの	□ あまり熱くない食事と冷たい飲み物	□ 乾燥していて水分の少ない食事
Q₁₁ 外出したくないのはどんな日？	□ 乾燥している日	□ 蒸し暑い日	□ 寒くてどんよりした日
Q₁₂ 眠り方は？	□ 浅くて目覚めやすい	□ 気持ちよく眠れる	□ 深いけれど目覚めが悪い
Q₁₃ よく見る夢は？	□ 飛んだり走ったりする怖い夢。木や山がよく出てくる	□ 暴力的で怒りに満ちた夢。激しい炎や稲妻、太陽がよく出てくる	□ おだやかな自然の景色の夢。水や草花、鳥がよく出てくる
Q₁₄ 便通は？	□ 不規則になりがち	□ 1日2回以上ある	□ 頻繁でないが規則的
Q₁₅ 便の状態は？	□ たいてい硬い	□ やわらかいほう	□ 硬くもやわらかくもない
Q₁₆ 汗はよくかく？	□ ほとんどかかない	□ 汗っかきで腋臭がある	□ 少しかく程度
Q₁₇ 異性への感情や行動は？	□ 性的な空想が多く、行動が少ない	□ 適度に意識し、確実に行動にうつす	□ 性的な欲求がふだんからとても強い
Q₁₈ 心の状態は？	□ 悩みが多く、注意散漫になりがち。不安でどうしようもないことがある	□ イライラして、怒りやすい。周りのことが目に入らないことも多い	□ いつも落ち着きがあって、時間はかかるが確実に問題解決する
Q₁₉ 行動は？	□ 人とぶつかりやすく、相手を打ち負かしてしまうことがある	□ 機敏で、何事もきちょうめんにこなす	□ 行動はいつもゆっくりと静かで、優雅な印象を与える
Q₂₀ 話し方は？	□ 早口のおしゃべりで、話がよく飛ぶ	□ はっきりとした鋭い口調で、話し上手	□ 温かい雰囲気で、物腰やわらかくゆっくりと話す
Q₂₁ 歩き方は？	□ 軽快で活発だけれど、少しせわしない感じ	□ しっかりとした足取りで、速さもつねに変わらない	□ 安定感のある足取りで、ゆっくりと歩く
Q₂₂ 体の関節は？	□ 硬くてポキポキ鳴る	□ やわらかくてしまりがない	□ 引きしまっていて頑丈
合計	個	個	個

診断結果　あなたの体質は？

1　ヴァータがピッタ、カパの2倍以上 ▶ ヴァータ体質

2　ピッタがヴァータ、カパの2倍以上 ▶ ピッタ体質

3　カパがヴァータ、ピッタの2倍以上 ▶ カパ体質

4　ヴァータとピッタが、カパよりもかなり多い ▶ ヴァータ・ピッタ体質

それぞれの体質については、P19「ドーシャでわかる7つの体質」でご確認ください

プラクリティチェック

あてはまる答えにチェックして、ヴァータ、ピッタ、カパそれぞれの合計数を出してください。

※あまり考え込まずに、直感で選んでください。なお、プラクリティチェック1から2に移る際、4～5歳の頃の自分をよく思い出してからスタートすると効果的です。

プラクリティチェック2 子どもの頃のあなたは?

	ヴァータ	ピッタ	カパ
Q1 体の動きは?	□ 素早かった	□ 人並みだった	□ ゆっくりだった
Q2 興奮しやすかった?	□ とてもしやすかった	□ どちらかというとしやすかった	□ ほとんどしなかった
Q3 動揺しやすかった?	□ すぐオロオロする子だった	□ 多少気になる程度だった	□ 何事にもあまり動じない子だった
Q4 理解の仕方は?	□ 早いけれど表面的だった	□ 早さは普通だけれど応用が得意だった	□ 遅いけれど深かった
Q5 記憶力は?	□ 忘れっぽかった	□ 人並みだった	□ 一度覚えたら忘れなかった
Q6 消化の仕方は?	□ 日によって不規則だった	□ すぐに消化してしまうほうだった	□ ゆっくり消化するほうだった
Q7 食欲は?	□ あるときとないときの差があった	□ いつも食欲旺盛だった	□ それほど食べたがらなかった
Q8 一度に食べる量は?	□ ムラがあった	□ たくさん食べられた	□ たくさんは食べられなかった
Q9 好みの味付けは?	□ 甘いもの、塩気のあるもの、酸っぱいもの	□ 甘いもの、苦いもの、渋いもの	□ 辛いもの、苦いもの、渋いもの
Q10 どんな食事が好きだった?	□ 温かい食事と温かい飲みもの	□ あまり熱くない食事と冷たい飲みもの	□ 乾燥していて水分の少ない食事
Q11 外出したくなかったのは?	□ 乾燥している日	□ 蒸し暑い日	□ 寒くてどんよりした日
Q12 眠り方は?	□ 浅くてすぐ目が覚めた	□ 気持ちよく眠れていた	□ 深いけれど目覚めが悪かった
Q13 よく見た夢は?	□ 飛んだり走ったりする怖い夢。木や山がよく出てきた	□ 暴力的で怒りに満ちた夢。激しい炎や稲妻、太陽がよく出てきた	□ おだやかな自然の景色の夢。水や草花、鳥がよく出てきた
Q14 便通は?	□ 不規則だった	□ 1日2回以上あった	□ 頻繁でないが規則的だった
Q15 便の状態は?	□ たいてい硬かった	□ やわらかいほうだった	□ 硬くもやわらかくもなかった
Q16 汗はよくかいた?	□ ほとんどかかなかった	□ 汗っかきで腋臭があった	□ 少しかく程度だった
Q17 異性への感情や行動は?	□ すぐに意識するけれど、あまり行動にはうつさなかった	□ 適度に意識して、確実に行動していた	□ 性的な欲求がふだんからとても強かった
Q18 心の状態は?	□ 悩みが多く、注意散漫になりがち。不安でどうしようもないことがよくあった	□ イライラして、怒りやすい。周りのことが目に入らないことも多かった	□ いつも落ち着きがあって、時間はかかるが確実に問題解決していた
Q19 行動は?	□ 行動や物の扱いが乱雑で、物をよく壊す子だった	□ 何でもきちんとこなせるが、堅苦しい感じがする子だった	□ 何をするにも、人よりも遅れがちな子だった
Q20 話し方は?	□ 早口のおしゃべりで、話がよく飛ぶ子だった	□ はっきりとした鋭い口調で、話し上手な子だった	□ 温かい雰囲気で、物腰やわらかくゆっくり話す子だった
Q21 歩き方は?	□ 軽快で活発だけれど、少しせわしなく歩く子だった	□ しっかりとした足取りで、規則的な歩調で歩く子だった	□ 安定感のある足取りで、ゆっくりと歩く子だった
Q22 体の関節は?	□ 硬くてポキポキ鳴っていた	□ やわらかくてしまりがなかった	□ 引きしまっていて頑丈だった
合計	個	個	個

⑤ ヴァータとカパが、ピッタよりもかなり多い → ヴァータ・カパ体質

⑥ ピッタとカパが、ヴァータよりもかなり多い → ピッタ・カパ体質

⑦ ヴァータ、ピッタ、カパがほとんど同数 → 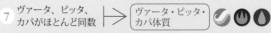ヴァータ・ピッタ・カパ体質

子どもの頃のチェック表の診断結果が、あなたの「本当の体質」=プラクリティ。現在のチェック表と子どもの頃のチェック表で異なる診断結果が出た人は、体のドーシャバランスが乱れている証拠です。次ページの「ヴィクリティチェック」で、今のあなたのドーシャの乱れを調べてみましょう。

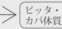

② ドーシャの乱れがわかる ヴィクリティチェック

自分にあてはまる項目すべてにチェックしてください。
ヴァータ、ピッタ、カパそれぞれの項目ごとに合計数を出しましょう。
少しでも症状があると感じたら、チェックを入れるようにしてください。

> ドーシャバランスは日々変化するので、こまめにチェックしてみましょう。そのうち、チェックしなくても自分のドーシャの乱れがわかるようになります。

あなたの体質の乱れは?

	ヴァータの乱れ	ピッタの乱れ	カパの乱れ
朝、目が覚めたとき	□ 疲労感が残っていてだるい □ 舌の表面や排泄物が褐色っぽい □ 口の中が渋い	□ お腹が妙に空いている □ 舌の表面や排泄物が黄色っぽい □ 口の中が苦い	□ 眠気が取れず体が重く感じる □ 舌の表面や排泄物が白っぽい □ 口の中がネバネバする
日中	□ つねに疲労感がある □ 不安で心配な気持ちになる □ あれこれ考えてしまう □ 気持ちがつねに落ち着かない □ 食欲がいつも不安定 □ 甘いものが突然食べたくなる □ 衝動的な行動をとりがち	□ すぐにイライラする □ 批判的、攻撃的になりやすい □ 何をしても満足できず、虚しい □ 汗の量が多く、体臭がある □ ガツガツ食べてしまう □ 酸っぱいものが苦手 □ 時間がつねに気になる	□ なかなか眠気が取れない □ 考えや行動が鈍い □ 人に会いたくなくなる □ 気持ちが晴れず、どんよりしている □ 食欲があまり出ない □ 昼食後はたいてい眠くなる □ 過ぎたことにいつまでもこだわる
夜	□ つい夜更かしをしてしまう □ ふだんから寝つきが悪い	□ 体や顔が急にほてったりのぼせたりする □ 刺激的なセックスをしたくなる	□ 頭が重く、なんとなく痛い □ つい寝過ぎてしまう
日常の何気ない症状	□ なんとなくいつも緊張気味 □ 眠りが浅く、すぐ目が覚める □ 便が硬くて出にくい □ 肌がつねに乾燥している □ 声がかすれやすい □ 関節がポキポキ鳴る	□ 体や顔が急にほてってくる □ 目が充血しやすい □ 便がやわらかく下痢気味 □ 体がかゆくなりやすい □ 酸っぱいものが込み上げてくる □ 髪が薄くなってきた	□ 頭が重く、鈍痛がある □ 花粉症で目がかゆくなる □ お腹が重くて便が出にくい □ 肌がつねに冷たく湿っている □ 鼻がつまりやすい □ 腰が重くてだるく感じる
	合計　　　個	合計　　　個	合計　　　個

診断結果

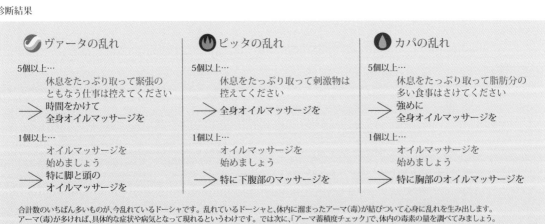

ヴァータの乱れ	ピッタの乱れ	カパの乱れ
5個以上… 休息をたっぷり取って緊張のともなう仕事は控えてください → 時間をかけて全身オイルマッサージを	**5個以上…** 休息をたっぷり取って刺激物は控えてください → 全身オイルマッサージを	**5個以上…** 休息をたっぷり取って脂肪分の多い食事はさけてください → 強めに全身オイルマッサージを
1個以上… オイルマッサージを始めましょう → 特に脚と頭のオイルマッサージを	**1個以上…** オイルマッサージを始めましょう → 特に下腹部のマッサージを	**1個以上…** オイルマッサージを始めましょう → 特に胸部のオイルマッサージを

合計数のいちばん多いものが、今乱れているドーシャです。乱れているドーシャと、体内に溜まったアーマ(毒)が結びついて心身に乱れを生み出します。アーマ(毒)が多ければ、具体的な症状や病気となって現れるというわけです。では次に、「アーマ蓄積度チェック」で、体内の毒素の量を調べてみましょう。

③ 毒素はどのくらい溜まっている? アーマ蓄積度チェック

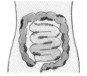

チェック1でアーマの種類が、チェック2でアーマの量がわかります。
体内のアーマ蓄積度を知ることが病気の予防につながり、
本当の健康と本来の美しさを取り戻すための指標になります。

チェック1 あなたのアーマはどの種類? ドーシャ別・アーマチェック

Ⓐヴァータの乱れに結びつくアーマ

- □ 舌ごけが褐色っぽい
- □ 便秘がちである
- □ 食欲が日によって不安定
- □ おなかがゴロゴロする
- □ 体のあちこちが痛い
- □ 関節がきしむ
- □ 頭痛がある

合計　　個

Ⓑピッタの乱れに結びつくアーマ

- □ 舌ごけが黄色っぽい
- □ 体臭や口臭が強い
- □ 尿や便の色が黄色っぽい
- □ 胸やけがしたり、酸っぱいものが込み上げる
- □ 口内炎がある
- □ 皮膚に湿疹やかゆみがある
- □ 鼻血が出やすい

合計　　個

Ⓒカパの乱れに結びつくアーマ

- □ 舌ごけが白っぽい
- □ 口の中がネバネバする
- □ 鼻がつまる
- □ 耳、目、肛門から粘液が出る
- □ 食べものへの興味がわかず、食欲もない
- □ 食べても味がしない
- □ げっぷがまったく出ない

合計　　個

診断結果

7つの項目のうち、1つでもあてはまる項目があれば、あなたの体内にはアーマが溜まっています。合計数のいちばん多いアーマのドーシャが乱れやすい状態です。

Ⓐ
ヴァータの乱れに結びつくアーマが1個以上
⟶ 特に太もものオイルマッサージを

ヴァータの乱れに結びつくアーマが3個以上
⟶ 全身のオイルマッサージを

Ⓑ
ピッタの乱れに結びつくアーマが1個以上
⟶ 特におなかのオイルマッサージを

ピッタの乱れに結びつくアーマが3個以上
⟶ 全身のオイルマッサージを

Ⓒ
カパの乱れに結びつくアーマが1個以上
⟶ 特に胸のオイルマッサージを

カパの乱れに結びつくアーマが3個以上
⟶ 全身のオイルマッサージを

チェック2 アーマの量はどのくらい? 段階別・アーマチェック

第1段階

- □ 体力の衰えを感じる
- □ 体がだるくて重く感じる
- □ 日中、眠気が取れない
- □ 消化不良をおこすことがある
- □ 食欲が出ない
- □ 精神的にも肉体的にも疲労感がある

個

第2段階

- □ 痛みや腫れ、かゆみがあり、時間によって症状の出る場所が移動する

個

第3段階

- □ 嘔吐する
- □ 下痢が著しい
- □ 便をひんぱんに排泄する
- □ 唾液が大量に出る
- □ くしゃみや鼻水がひんぱんに出る

個

合計　　個

診断結果

第1段階の症状が1個以上
⇒第1段階:体内にアーマが溜まり始めた段階。まだ症状としては軽く、隠されている状態です。

⟶ 「アーマパーチャナ」(P62)を取り入れましょう
全身のオイルマッサージを

第1段階の症状1個以上+第2段階の症状
⇒第2段階:アーマの量が多くなり、溜まったアーマが移動し始める段階。

⟶ 「アーマパーチャナ」(P62)を取り入れましょう
全身のオイルマッサージを

第1段階の症状＋第2段階の症状＋第3段階の症状1個以上
⇒第3段階:アーマの量がさらに増え、体が自然に毒素の浄化をしている段階。

⟶ 薬などで無理に症状をおさえず、自然におさまるのを待ってから、「アーマパーチャナ」(P62)を取り入れましょう
激しい症状がおさまったら、全身のオイルマッサージを

④ 生命のエネルギーはどれくらい？ オージャス度チェック

あなたの体のオージャス度を測ります。
Q1〜Q10の質問に対して、あてはまる状態を5段階から1つ選んで記入してください。
最後に点数を計算して合計数を出してみましょう。

5段階の基準
① つねに low であり、high になることはない
② low であることが多いけれど、たまに high になる
③ low と high がほとんど同じくらい
④ high であることのほうが多く low はあまりない
⑤ いつも high で、low であることはまったくない

	low	high

Q1 朝起きたときの顔色は？
- low 顔色が悪くげっそりしている。肌はくすんで目の下にクマがある。
- high 表情は生き生きと明るく、輝いている。
① ② ③ ④ ⑤

Q2 朝メイクするときの肌質は？
- low 乾燥していてキメが粗く、ファンデーションがのりにくい。
- high ツヤがあり、しっとりとしてやわらかい。
① ② ③ ④ ⑤

Q3 ふだんの口の中の状態は？
- low 苦い味がして不快な感じがする。
- high 甘い味が広がっていて心地いい。
① ② ③ ④ ⑤

Q4 ふだんの声の状態は？
- low かすれがちで、話しているとのどが痛くなることがある。
- high ハリがあって、よく通る。
① ② ③ ④ ⑤

Q5 ふだんの心の状態は？
- low 漠然と不安で心配を感じることが多く、気持ちが落ち着かない。
- high おだやかで安定して、何をしても喜びと幸福感に満ちている。
① ② ③ ④ ⑤

Q6 食欲や食事の満足感は？
- low 食欲はあまりなく、おいしいと感じたり満足することができない。
- high 食欲はいつもあり、おいしく食べられて満足感も大きい。
① ② ③ ④ ⑤

Q7 身近な人が風邪を引くとどうなりますか？
- low すぐに自分も風邪を引いてしまう。
- high 自分だけ風邪を引かない。
① ② ③ ④ ⑤

Q8 ふだんから感受性が豊かですか？
- low 何を見ても聞いても、感動することができない。
- high 見るもの聴くものすべてを美しいと感じ、感動してしまう。
① ② ③ ④ ⑤

Q9 あなたの人間関係は？
- low 困難や問題ばかりで苦しい。自分の周りにはよくない人が多い。
- high 調和的で快適である。自分の周りにはよい人が多い。
① ② ③ ④ ⑤

Q10 あなたの願いは叶いやすいですか？
- low 叶うことはほとんどなく、努力も実らないことが多い。
- high いとも簡単に、たいした努力もせずに叶ってしまうことが多い。
① ② ③ ④ ⑤

診断結果　あなたのオージャス度は？

合計点数が50点⇒ オージャス度100%
オージャスが満ち溢れています。
全身オイルマッサージを行って、
オージャスを維持しましょう。

合計点数が40点以上⇒ オージャス度80%
オージャスが充分あります。
全身オイルマッサージを行って、
アーマを洗い流しましょう。

合計点数が30点以上⇒ オージャス度60%
オージャスは平均的です。
全身オイルマッサージを取り入れて、
オージャスを増やしましょう。

合計点数が20点以上⇒ オージャス度40%
オージャスが平均以下です。
今すぐオイルマッサージを始めて、
アーマを減らしましょう。

合計点数が20点未満⇒ オージャス度30%
オージャスがかなり減っています。
今すぐオイルマッサージを始めましょう。

合計点数が10点⇒ オージャス度10%
オージャスがかなり低い状態です。
医療機関の専門家に診療を受けたほうが
よいでしょう。

合計点数
① × 　　個 ＝
② × 　　個 ＝
③ × 　　個 ＝
④ × 　　個 ＝
⑤ × 　　個 ＝
合計　　　点

オージャスを増やして幸せになろう

オージャスとは

　生きるエネルギーになる活力素のこと。体内で食べものが完全に消化される際に作られます。心身のドーシャバランスを整える働きがあるため、どの程度オージャスを持っているかで、その人の健康度が決まります。オージャスが増えてくると病気になりにくくなるのはもちろん、声にはハリが、肌にはツヤが出て、外見だけでなく内面の輝きも増すように。その人から溢れ出るハッピーなムードは周囲の人も幸せにします。ちなみに、ひとり分のオージャスは、片手の手のひらに乗るくらい。オージャスがたくさんある人は、ご飯が炊けたときのような甘くてよい香りがするとも言われています。

オージャスを増やして元気に

　オイルマッサージ以外で、オージャスを増やすためにすぐできるのが、オージャスになるものを食べること。そして、規則的な生活を心がけることです。生活が規則的になると、食事も決まった時間に取れるようになるので、体が自然に本来の働きを取り戻していきます。

　オージャスが増えてくると、心も体もふだんから幸福感に包まれるようになります。何気なく過ごしているだけで会いたい人に会えたり、ちょっとした願いが叶ってしまうような偶然を体験することも増えるとか。アーユルヴェーダでは、こうした体験を「自然と調和する」と考えます。オイルマッサージを続けて、自然との調和が取れてくると、その人にとって、自然でいい循環が生まれてくるのです。

オージャスを増やす食べもの

　オージャスを増やすのは、温かくて、できたてで、適度な油を含む消化のよい食事。特に旬のもの、その土地のものに多く含まれます。具体的には
・牛乳、お米、小麦、新鮮で熟したフルーツ、なつめ、生のはちみつ、ココナッツ、ギー（P74）、アーモンドなど。
甘味、塩味、酸味、辛味、渋味、苦味の6つの味をバランスよく、ゆっくりよく噛んで味わう食べ方もオージャスを増やします。また作った人への感謝の気持ちを持つこともオージャスを増やす行為。食後には数分の休憩を取って、軽く散歩をするのも効果的です。食物が完全に消化されることによって、体内でオージャスが作られるからです。

オージャスにならない食べもの

・肉類や魚、卵やチーズなど動物性の料理
・パスタや根菜類
・冷えた料理
・油を多く使ったもの
・酸味や塩気の強いもの
・作ってから時間が経ってしまった料理
・添加物や加工食品、遺伝子組み換え食品が入った料理

オージャスを乱す心の動き・行動

　怒りや悲しみなどの否定的な感情や、考えすぎや心配しすぎというネガティブな心の状態は、オージャスを乱してしまいます。さらに過度な空腹や疲労、喫煙や飲酒、過食も、体内のオージャスを減らしてしまいます。

アーユルヴェーダ 驚きの診療方法とは？

脈診だけで 体調のすべてがわかる!

アーユルヴェーダの診断は、脈診から始まります。

脈の強弱、揺らぎ方など、繊細なその動きから、ドーシャ（体質）の状態を読み取ります。専門の訓練を受けた医師は、脈診をするだけでなんと、体各部位のヴァータ、ピッタ、カパのバランスを読み取ります。しかも、現在の心と体の状態がわかるだけでなく、過去にした病気やケガ、未来に起こるであろう病気の兆候までも脈に表れるのだとか。脈には、その人のあらゆる情報が蓄積されていると言えるのです。

歴史ある自然療法で 体を浄化していく

診察の後、処方される療法は、食事療法を中心とした生活全体についての指導、薬草の処方、そしてマッサージなどさまざまです。

例えば、全身の浄化法である「パンチャカルマ」は、食事療法、オイルマッサージ、発汗療法、下剤法、経直腸療法などを3〜5日間連続して行い、心と体のバランスを総合的に整えていく集中プログラム。配水管掃除のような療法で、体中に張りめぐらされた管につまった汚れ＝アーマ（毒）を徹底的に除去することによって、ドーシャの流れを正常な状態に戻し、心身を本来の健康に近づけていきます。

体にも心にも やさしい総合的な診療

ちなみに、クリニックを訪れるのは、ちょっとした体調不良から、腰痛、心臓病、がん、不妊症、抑うつ、更年期障害、不眠症、過食・拒食症、C型肝炎、アトピー性皮膚炎などありとあらゆる症状に悩む人々。どの症状の場合も、心と体をひとつに捉え、自然治癒力を高めることによって、健康を取り戻していきます。「病気」に着目してその症状だけを取り除こうとするのではなく、「完全に健康な状態」に近づけていくことで総合的に元気になっていく、そんな診療が行われているのです。

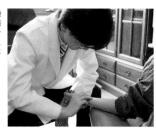

左・脈診をしているところ。訓練された医師が脈からさまざまな情報を読み取ります。右・薬草スチームドーム。アビヤンガ後に入り、スチームで蒸したハーブを全身に浴びます。

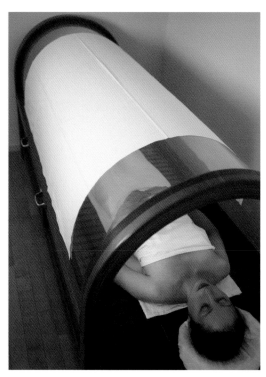

第2章

黄金の
アーユルヴェーダ
オイルマッサージ

さあ、いよいよアーユルヴェーダ式オイルマッサージのご紹介です。
温かいオイルで全身を包む豊かさを習慣にして、
内側から輝くような美しさを手に入れてください。

まず、マッサージオイルを用意しましょう

アーユルヴェーダ式マッサージオイルの作り方は、とっても簡単！
生の太白ごま油を100℃に温めて保存するだけ。
マッサージをするときは湯せんして温めてから使います。さあ、さっそく準備しましょう。

基本オイルの作り方

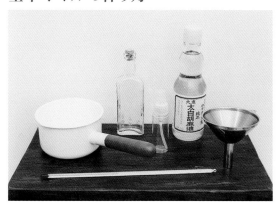

◉用意するもの
太白ごま油、お鍋、温度計、密閉ボトル
◉あると便利なもの
漏斗、小さなボトル

さあつくろう

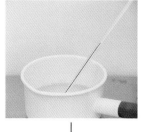

❶太白ごま油を鍋に移し、弱火で温めます。
❷90℃に加熱したら火から下ろし、そのまま100℃になるのを待ちます。110℃以上にならないように気をつけましょう。

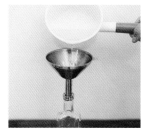

❸ 自然に冷まします。冷めたオイルを鍋から清潔な密閉ボトルに移します。

◉保存はこうして
密閉ボトルで冷暗所に保存すれば、2か月は持ちます。

毎日のこと

◉オイルを温めるには？

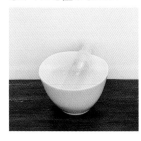

●密閉ボトルから適当な量を小さなボトルに移しておきます。
●1週間分ほどを入れておくと便利です。
●使うときはそのボトルごと湯せんし、人肌に温めます。

◉使う量は？

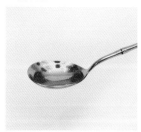

●全身のマッサージ1回分のオイルは、大さじ2杯(30〜40ml)くらいが目安です。
●最初、ちょっと少ないかな？と思う人もいるかもしれません。オイルマッサージを習慣にし始めたばかりの頃や乾燥しているときは、オイルを増やしてもOKです。
●オイルを塗ったあと肌がしっとりするくらいが目安ですが、ベトベトして困らない程度に、調整して使いましょう。

ヴァータ(風/軽・冷・乾)　　ピッタ(火/鋭・熱・辛)　　カパ(水/重・遅・湿)

ドーシャ別
マッサージオイルの
ポイント

ピッタ
夏から秋はほかのオイルでも

ピッタ体質の人は、ごま油を使うとかゆみや炎症を起こす場合があります。とくに夏から秋にかけては、オリーブオイルやココナッツオイル（夏のみ）がおすすめです（いずれも熱処理は必要ありません）。

ヴァータ
温かなオイルを多めに使って

ヴァータ体質の人は、もっともオイルマッサージが適している体質といえます。肌が乾燥しがちなので、温めたオイルを、少し多めに使ってください。

カパ
オイルの量は少なめに

カパ体質の人は、しっとりとキメの細かい肌質なので、ごま油の量は若干控えめに。

注意！！

アーマが多い場合

P23の「段階別・アーマチェック」で「第3段階」の結果が出た人は、オイルが浸透しないことがあるので、控えたほうがいいでしょう。オイルをつけて不快な場合は、無理に行わないように。

マッサージオイルQ&A

Q1 太白ごま油のにおい、臭くない？

A 臭くありません。オイルマッサージで使う太白ごま油は、炒っていない生のゴマから作られたものなので、ふだん料理に使うオイルと違ってにおいはありません。においが体に残ることもありません。

Q2 オイルを作るとき、料理用のお鍋がベトベトになって洗うのが大変なのでは？

A 太白ごま油は、さらっとしています。よくお湯ですすいでから洗剤をつけて洗えば、きれいに洗うことができます。いつも調理に使っているお鍋で、問題ありません。

Q3 ニキビや吹き出物があるので、オイルを使うと悪化してしまうのではと心配なのですが……。

A 悪化することはほとんどないですが、心配なら、ニキビがある場所は避けましょう。とくに、炎症や膿を持っている吹き出物の場合は、オイルが付かないようにしてください。

Q4 オイルが肌に残っていると、吹き出物などの原因になるのでは？

A その心配はありません。ただ、肌が弱い人やピッタ体質の人は、たまにかゆみなどが出る場合があります。そんなときは、オリーブオイルやココナッツオイルを使いましょう。それでも、よくならない場合は、医師に相談してください。

Q5 オイルが残った状態で陽に当たると、日焼けしてしまうのでは？

A 肌に残ったオイルの酸化が心配なのだと思うのですが、日焼けすることはほとんどありません。それでも心配なら、陽に直接当たる顔や首などのオイルを、念入りに洗い流すようにしましょう。

Q6 オイルを髪につけると、なかなか落ちない気がして心配です。

A ちゃんと落ちます。髪についたオイルを落とすコツは、シャンプーをつける前に、よくシャワーで洗い流すこと。しっかり洗い流しておけば、ふだんのシャンプー量で済むはずです。

Q7 太白ごま油を100℃に温めるのはなぜ？

A 100℃まで温めることで、ゴマが本来持っている熱の質が高まるからです。ごま油でオイルマッサージをすると、この熱の質を体内に取り込むことができるため、体が温まるというわけです。

オイルマッサージを
より効果的に行うには

オイルマッサージの気持ちよさを存分に味わうための知恵をご紹介。
特に4つのポイントに注意すれば、老廃物もより排泄されるはず。
全体の手順や、「マッサージを始める前に」もぜひチェックしてください。

オイルマッサージ4つのポイント

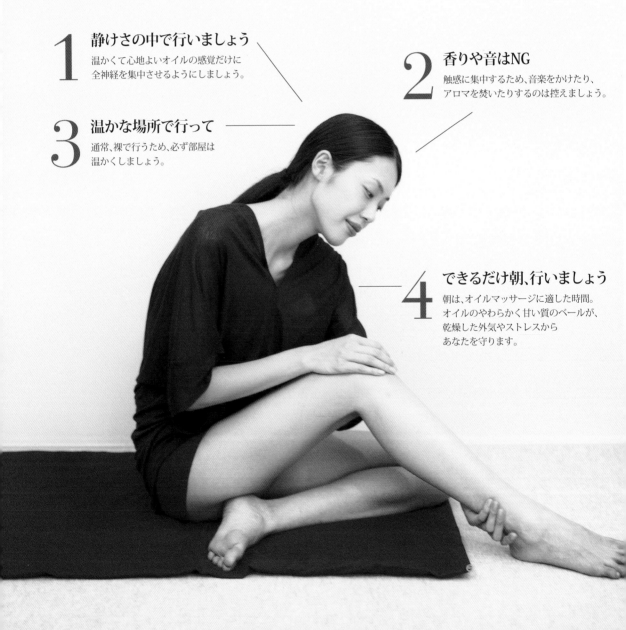

1 静けさの中で行いましょう
温かくて心地よいオイルの感覚だけに
全神経を集中させるようにしましょう。

2 香りや音はNG
触感に集中するため、音楽をかけたり、
アロマを焚いたりするのは控えましょう。

3 温かな場所で行って
通常、裸で行うため、必ず部屋は
温かくしましょう。

4 できるだけ朝、行いましょう
朝は、オイルマッサージに適した時間。
オイルのやわらかく甘い質のベールが、
乾燥した外気やストレスから
あなたを守ります。

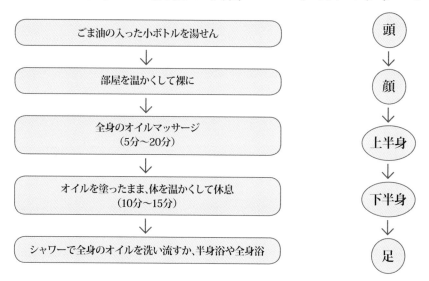

オイルマッサージ前後の手順

ごま油の入った小ボトルを湯せん
↓
部屋を温かくして裸に
↓
全身のオイルマッサージ
（5分〜20分）
↓
オイルを塗ったまま、体を温かくして休息
（10分〜15分）
↓
シャワーで全身のオイルを洗い流すか、半身浴や全身浴

オイルマッサージの流れ

頭
↓
顔
↓
上半身
↓
下半身
↓
足

マッサージを始める前に

- 指輪やメガネは外し、手が冷たい人はお湯につけて温めます。
- 手にオイルをつけたら、必ず手のひらでこすり合わせてから マッサージを行ってください。
- 回数はそれぞれ10回ずつ行ってください。時間がなければ 減らしてもかまいません。
- 左右どちら側から始めても結構ですが、必ず両側行うように してください。
- 各マッサージのドーシャ別のポイント（P29、P32〜47）に ついては、「乱れているドーシャ」（ヴィクリティチェックで出 る結果）をチェックするようにしてください（例えば、もとも との体質＝ピッタ、乱れている体質＝ヴァータの場合は、 ヴァータを見てください）。

こんなときは気をつけて

●熱があるとき
完全に熱が下がってから 行いましょう。

●皮膚に炎症があるとき
炎症が引いてから行いま しょう。

●ケガをしているとき
皮膚から血が出ているよ うな状態のときは、行わな いでください。軽い内出血 程度なら、行っても問題あ りません。

●病気のとき
熱がある病気のときは、体 の中で自然な浄化が行わ れているので、控えましょ う。

●消化不良のとき
消化機能が完全に回復し てから行いましょう。

●全身がだるいとき
体がものすごく重く感じて だるいときは避けましょう。

●妊娠しているとき
お腹部分と腰をさけて行 いましょう。

●生理のとき
生理開始から3日間は行わ ないようにしましょう。

●満腹のとき
マッサージは空腹時に行 うのが基本です。満腹のと きは行わないでください。 食事後は必ず2時間たって から行いましょう。

head

Oil 約5ml

セルフアビヤンガ ———— 01
ヘッドマッサージ

- 🌀 時間をかけてゆっくり念入りに
- 🔥 やさしくていねいに
- 💧 少し早めのスピードで

> 頭痛／全身の疲労／不眠気味
> 気持ちが不安定／抜け毛が気になる
> ダイエット／ヴァータの乱れ

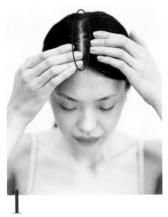

1
髪の分け目に
オイルを塗ります

オイルを手にとったら、両手でこすります。髪に数箇所分け目をつけて、指で地肌にオイルをすり込むように塗ります。

> ゴシゴシこすらず、乗せた手の重みでさするように

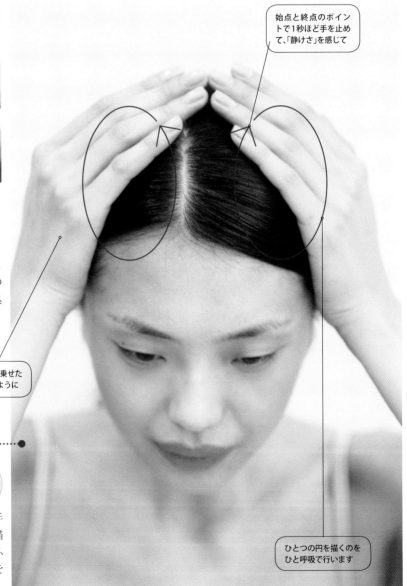

> 始点と終点のポイントで1秒ほど手を止めて、「静けさ」を感じて

2 ·····
頭部の上部を
さすります

10回転

頭の上部に両手のひらをあて、手のひら全体を使って、外に円を描きながらゆっくりさすります。ふんわりと髪をなでるように。円をひとつ描いて1回と数えます。

> ひとつの円を描くのをひと呼吸で行います

🌀 ヴァータ（風／軽・冷・乾）　🔥 ピッタ（火／鋭・熱・辛）　💧 カパ（水／重・遅・湿）

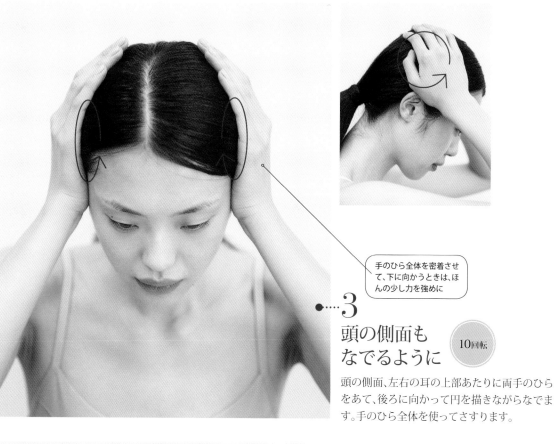

手のひら全体を密着させて、下に向かうときは、ほんの少し力を強めに

3

頭の側面も
なでるように

10回転

頭の側面、左右の耳の上部あたりに両手のひらをあて、後ろに向かって円を描きながらなでます。手のひら全体を使ってさすります。

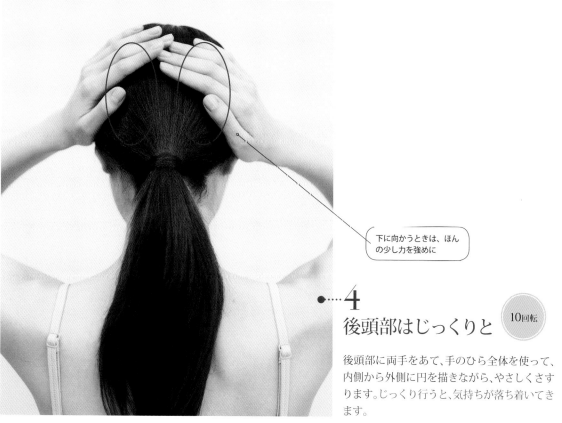

下に向かうときは、ほんの少し力を強めに

4

後頭部はじっくりと

10回転

後頭部に両手をあて、手のひら全体を使って、内側から外側に円を描きながら、やさしくさすります。じっくり行うと、気持ちが落ち着いてきます。

セルフアビヤンガ ——————— 02

フェイスマッサージ

- やさしい力加減でじっくり
- やさしい力加減でゆっくり
- やさしい力加減で少し速めに

目の下のクマ／目じりのシワ
乾燥肌／ダイエット
気持ちが不安定

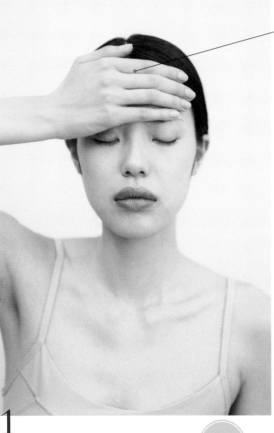

おでこに手のひら
を密着させて

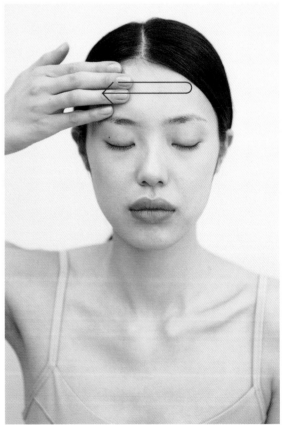

1

おでこを左右になでます

10往復

おでこに右手のひらをあて、横方向にさすります。右から左
へ行って戻って、1回と数えます。おでこをさすると、寝つ
きがよくなり、眠りが深くなります。

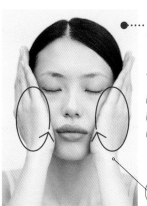

2 10回転
フェイスラインを
包むように

ほおに両手をあて、ほお骨に向かって内側から外側に、1回転、円を描きます。

ほおを包み込むように

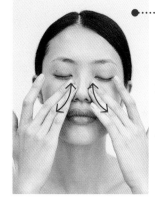

3 10往復
鼻を挟むように
両手でさすって

左右の3本の指を鼻のわきにあて、鼻を挟むようにして上下にゆっくりさすります。

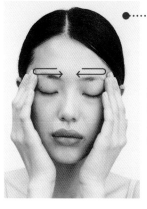

4 10往復
まゆ毛の上も
さすります

左右の3本の指をまゆ頭に置き、こめかみに向かってまゆ毛をなぞりながら、往復します。

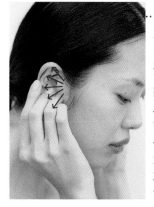

5 よく揉んで
両耳はやさしく
揉むように

両耳のふちをやさしくつかみ、ふち全体をくまなく揉んでいきます。耳は神経の安定や安眠、ストレス解消といったツボが集まる大切な場所。耳に温かみが感じられるまで揉むのがポイントです。

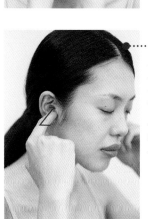

6 くまなくさすって
耳の穴も
忘れずに

人差し指を使って、耳の穴のなかもくまなくさすります。

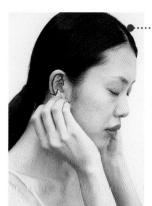

7 くまなく揉んで
耳たぶまで
しっかりと

耳の内側、外側、耳たぶまでまんべんなく、揉んでいきます。

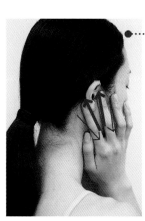

8 10往復
耳を2本の指で
挟むように

人さし指と中指で耳を挟むようにして、上下にさすります。耳の上に向かうときに少し力を入れます。左耳、右耳、同時にさすって。

neck &
shoulder

Oil 約5ml

セルフアビヤンガ —————— 03

首と肩のマッサージ

 やさしい力加減でじっくり

 やさしい力加減でゆっくり

🔵 少し強い力加減で速めに

首
二重あご／頭痛／首のこり

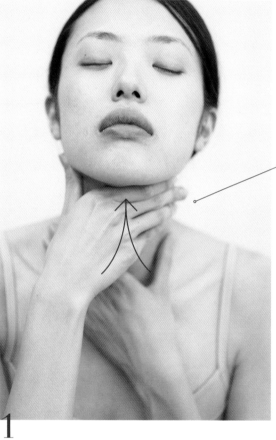

首はデリケート。力を入れずにやさしくさすって

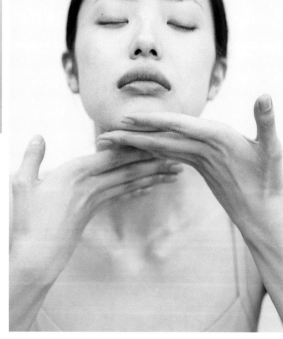

1

首を下から上に
持ち上げるように

10回

のどの下からあごの先に向かって、両手の指全体で交互にさすり上げます。あごの下で片手が抜けるときには、もう片方の手がストロークを開始しているように。左右の手で追いかけ合いながらさすって。小顔効果も期待できます。

🌀 ヴァータ(風／軽・冷・乾)　🔥 ピッタ(火／鋭・熱・辛)　🔵 カバ(水／重・遅・湿)

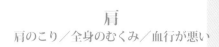

肩
肩のこり／全身のむくみ／血行が悪い

肩こりがあるときは、時
間をかけてゆっくりと

2

肩先から耳の裏まで
なで上げます

 10回

右の肩先に左の手のひらをあて、首に沿って右
耳のつけ根に向かってさすり上げます。このと
き、首は左側に少し傾けるようにして。反対側
も同様に。少し強めにさすると、こりや頭痛もや
わらぎます。

3

腕のつけ根を
くるむように

 10回転

右肩の関節に左手をあて、関節をくるむように
しながら、外側に向かって円を描いてさすりま
す。右肩が終わったら、左肩も同様に行ってく
ださい。

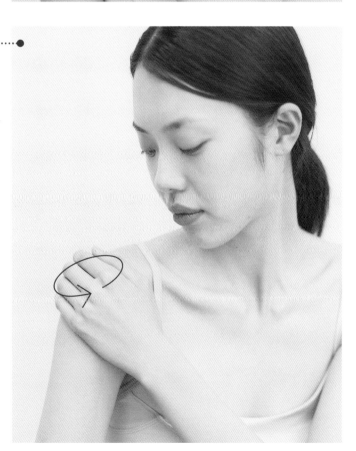

arm & hand
Oil 約5ml

セルフアビヤンガ ___ 04
腕と手のマッサージ

- 🌀 やさしい力加減で入念に
- 🔥 やさしい力加減でゆっくり
- 💧 少し強めに素早く

疲れ／頭痛
冷え性／むくみ
腕のこり／関節痛
消化器官の不調

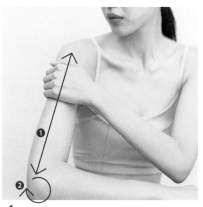

1 肩からひじをさすって ひじは丸くなでて

① 10往復

② 10回転

①右肩からひじまで、腕の外側を、左手のひらで上下にさすります。②ひじを少し曲げ、外側の関節を包むようにして、円を描くようにさすります。

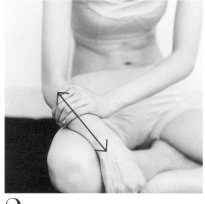

2 ひじから手首まで 流すように

10往復

右ひじから手首までの外側を、左手のひらで上下に流すようにさすります。

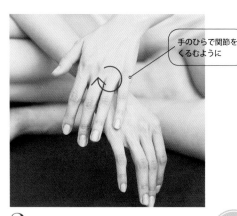

手のひらで関節をくるむように

3 手首の関節で円を描いて

10回転

右手首の関節を、左手のひらで円を描いてさすります。

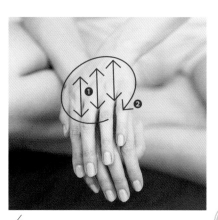

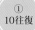

4 手の甲をさすります

① 10往復

② 10回転

①右手の甲に左手のひらを重ねて、上下にさすります。②さらに、そのまま円を描くように、やさしくさすってください。

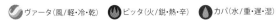

🌀 ヴァータ（風／軽・冷・乾）　🔥 ピッタ（火／鋭・熱・辛）　💧 カパ（水／重・遅・湿）

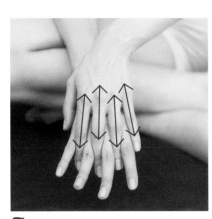

5 指の間にも オイルを塗って

10往復

右手の甲に左手のひらを重ね、右手の指の間に左手の指をすべらせるようにして、上下にさすります。ここまで行ったら、左腕の外側も1~5と同様にマッサージを行います。

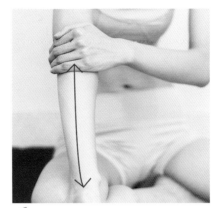

6 腕の内側を 上下にさすります

10往復

今度は右肩からひじまで、腕の内側をさすります。左手のひらでゆっくり上下に行ってください。

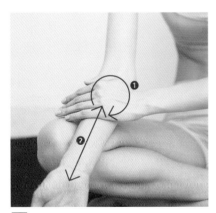

7 ひじから手首も 内側を上下に

① 10往復

② 10往復

①右のひじの内側に左手のひらをあて、外に向かって円を描いてさすります。
②ひじから手首までを上下にさすりましょう。

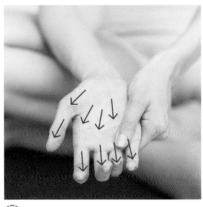

8 手のひらを くまなく揉んで

くまなく揉んで

右手のひらを、左手の親指で指先に向かって揉んでいきます。指は小指から1本ずつ、指のつけ根から指先までをやさしく揉みます。痛くない程度に少し強めの圧力で行うととても気持ちよく、疲労回復につながります。左腕も6~8と同様にマッサージしてください。

セルフアビヤンガ _____ 05
胸とバストのマッサージ

 やさしい力加減で心静かに

 やさしい力加減でゆっくり

とくに念入りに。やさしい力加減でじっくり

心が不安定／気分の落ち込み
眠気がとれない／
バストのハリがない

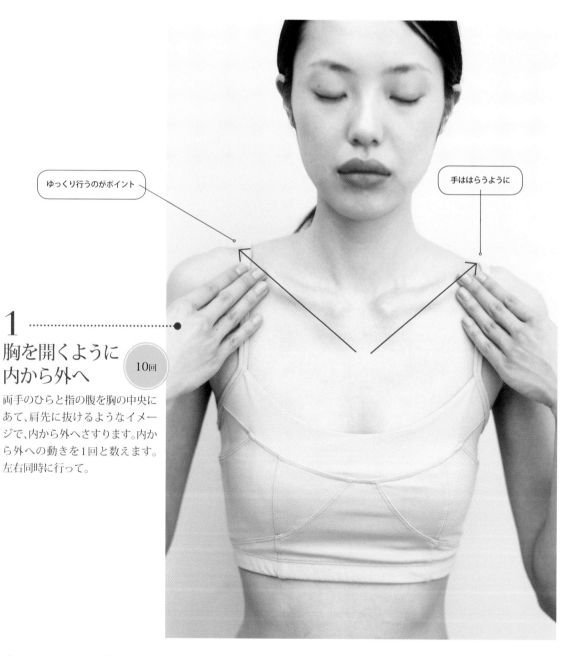

ゆっくり行うのがポイント

手ははらうように

1
胸を開くように
内から外へ

10回

両手のひらと指の腹を胸の中央に
あて、肩先に抜けるようなイメー
ジで、内から外へさすります。内か
ら外への動きを1回と数えます。
左右同時に行って。

ヴァータ（風／軽・冷・乾）　ピッタ（火／鋭・熱・辛）　カパ（水／重・遅・湿）

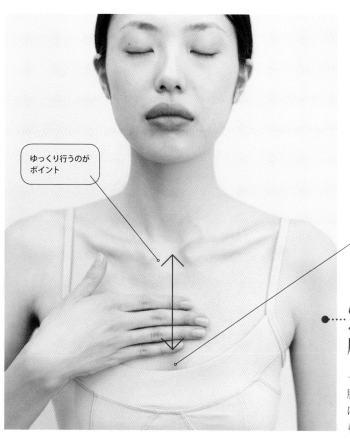

ゆっくり行うのが
ポイント

みぞおちは触らないように注
意して。

2

胸の真ん中を
上下にさすって

10往復

胸の中央、鎖骨の下に右手のひらをあて、上下
にゆっくりさすります。このとき、みぞおちは触
らないように注意して。

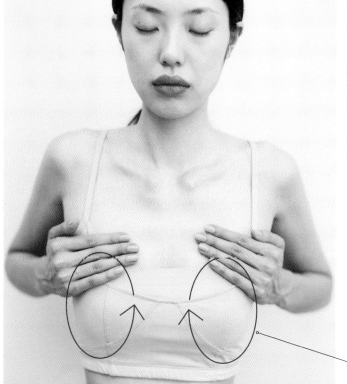

3

バストまわりも
さすります

10回転

左右のバストの上に手のひらをあて、バストを
包むようにして、バストのまわりをさすります。
内側から外側に向かって円を描くイメージで。
1回転で1回と数えます。バストアップ、女性ホ
ルモンの分泌を安定させます。生理前のイライ
ラも緩和します。

バストを包むように円を描いて

セルフアビヤンガ _____ 06

おなか・背中・ヒップのマッサージ

- 温めるようにじっくり
- おなかをとくに念入りに
- 少し速めのスピードで

消化不良による腹痛／
生理痛／生理不順／
ヒップのたるみ

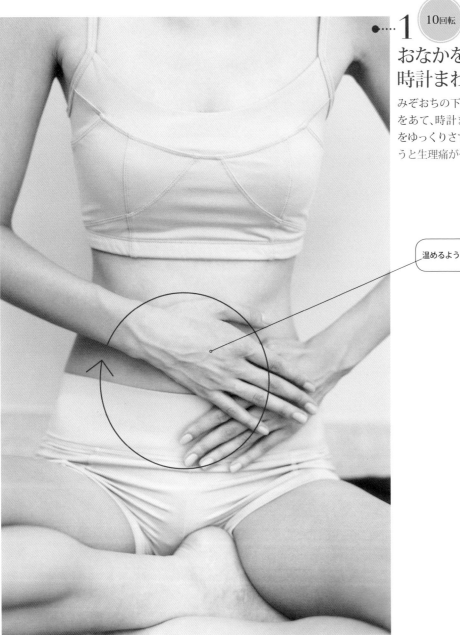

1 10回転

おなかを両手で
時計まわりに

みぞおちの下あたりに両手のひら
をあて、時計まわりにおなか全体
をゆっくりさすります。生理前に行
うと生理痛がやわらぎます。

温めるように、じっくりさすって

ヴァータ（風／軽・冷・乾） ピッタ（火／鋭・熱・辛） カパ（水／重・遅・湿）

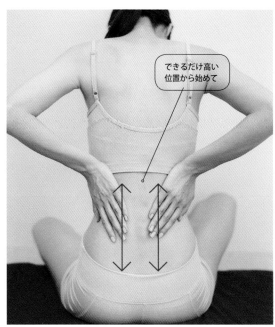

できるだけ高い
位置から始めて

2 背中のラインも
スッキリ美しく　10往復

両腕を背中に回して、手のひらを届く範囲で背中の上のほうにあて、腰までを上下にさすります。左右同時にゆっくり行ってください。心臓を強くする効果があります。

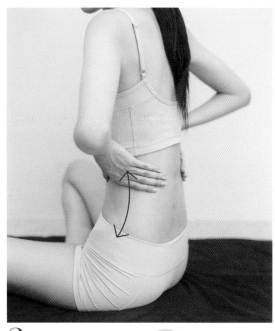

3 腰のくびれを
イメージして　10往復

胴の側面に両手をあて、ウエストを通って腰骨までさすり下ろします。できるだけ高い位置から始めましょう。

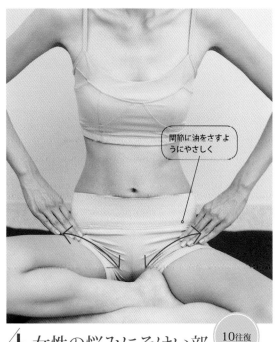

関節に油をさすようにやさしく

4 女性の悩みにそけい部　10往復

腰骨のあたりに手のひらをあて、股に向かって、太もものつけ根（そけい部）を左右同時にやさしくさすります。生理痛や股関節の弱さなど、女性特有の悩みに効果的です。

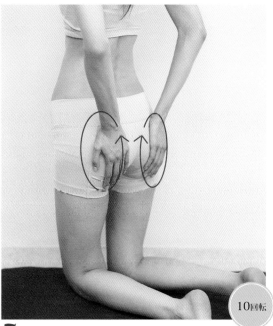

10回転

5 ヒップをやさしくくるむように

ヒップに両手のひらをあて、外に向かって円を描きながらヒップラインをさすります。ヒップアップと、下半身の冷え解消に効果的です。

leg

Oil 約5ml

セルフアビヤンガ

07

脚のマッサージ

とくに念入りに。やさしい力加減でゆっくり

やさしい力加減でゆっくり

少し力強くスピーディーに

冷え性
脚のむくみ
下半身の冷え
全身の疲れ

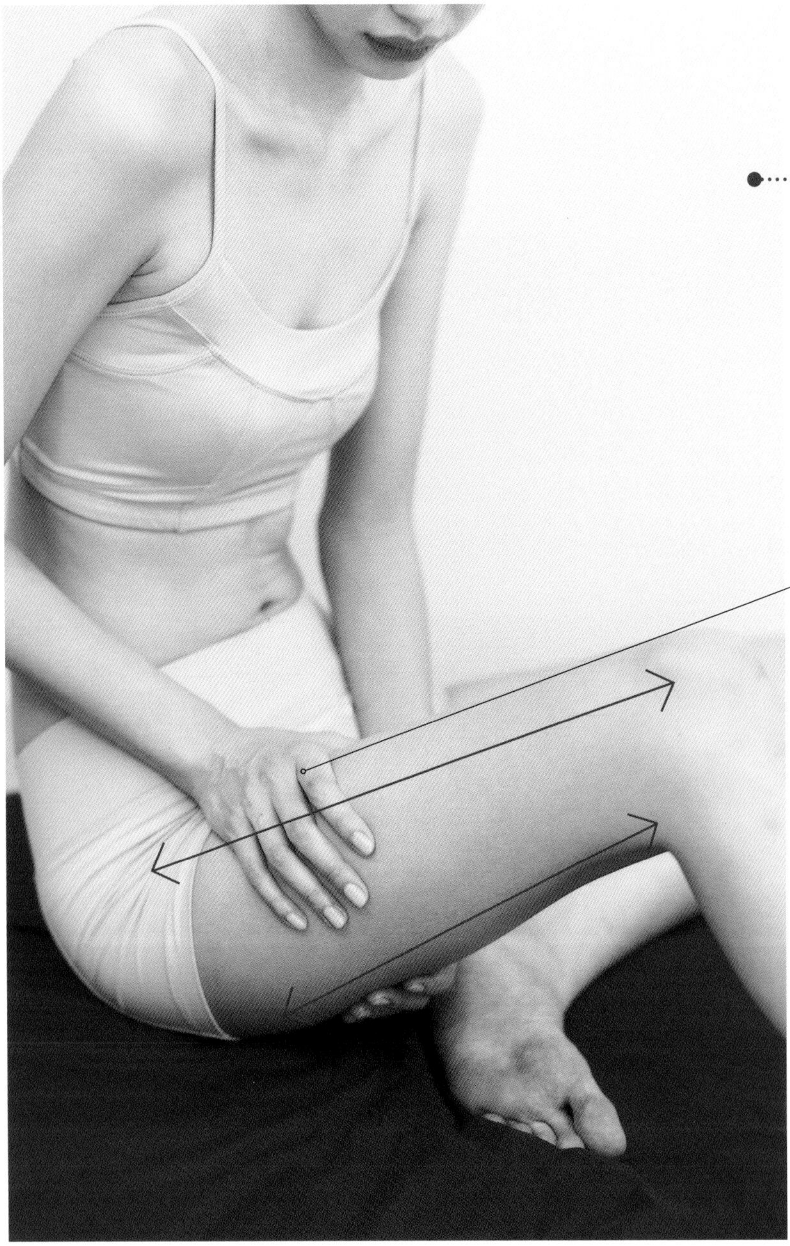
太もものつけ根から、
血液を流すイメージで

10往復

1

太ももは念入りに

右の太ももの表側に右手を、裏側に左手をあて、手のひら全体を密着させながらひざまでを上下にさすります。

ヴァータ(風/軽・冷・乾) ピッタ(火/鋭・熱・辛) カパ(水/重・遅・湿)

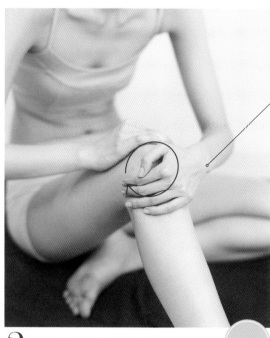

やさしくなでるように

2 ひざの関節を丸くなでて　10回転

右ひざを両手で包むようにして、外側に向かって円を描く
ようにやさしくさすります。

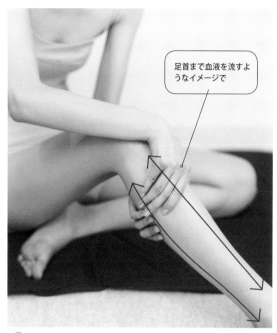

足首まで血液を流すよ
うなイメージで

3 すねとふくらはぎを　両手で包んで　10往復

右脚のすねに右手を、ふくらはぎに左手をあて、手のひら
全体を密着させながら、足首までを上下にさすります。

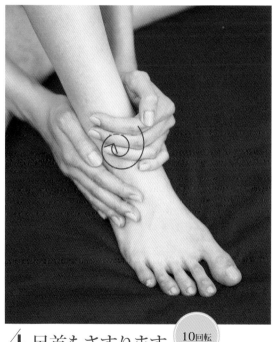

4 足首もさすります　10回転

足首を両手で包むように持ち、円を描くようにさすります。
左脚も1~4と同様にさすってください。

foot
Oil 約5ml

足のマッサージ

- とくに念入りに、力を入れて素早く
- 力を入れて素早く
- とくに念入りに。力をいれて
  ゴシゴシこすって

体がだるい
寝つきが悪い
ダイエット

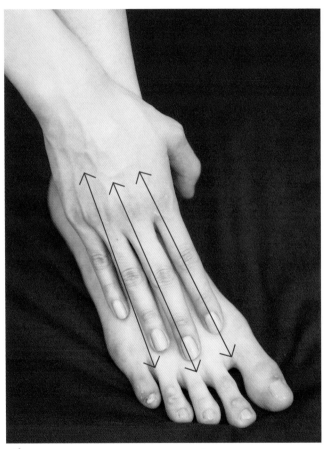

1 足首から指までを 流すように

 10往復

右足の甲に右手のひらをあて、足首から指の根元までを、
流れるように上下にさすります。

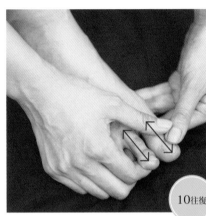

10往復

2 ていねいに指もなでて

右足の親指から小指までを1本ずつ、指の
つけ根から爪に向かって両手でやさしくて
いねいになでていきます。

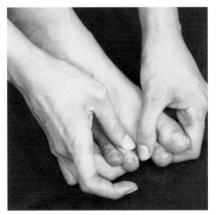

3 足の指の間も くまなく揉みます

くまなく
揉んで

右足の指の間を、手の親指を使って、揉むよ
うにていねいにオイルをすり込みます。

ヴァータ(風/軽・冷・乾)　ピッタ(火/鋭・熱・辛)　カパ(水/重・遅・湿)

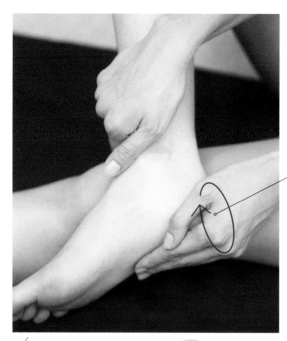

少し強めの力で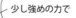

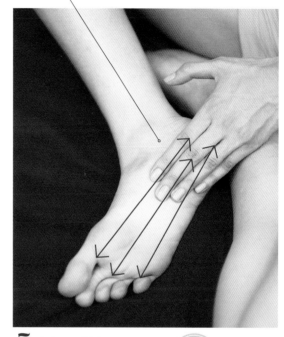

4 かかとは
力強くさすって

右足のかかとを左手のひらで包むようにし、円を描きなが
ら、少し強めにさすります。

5 足の裏も
強めにこすって

右足の裏に左手をあて、指先から丁のひらまで密着させて
上下にこすります。気持ちよくゴシゴシとさすってくださ
い。快眠に効果的です。

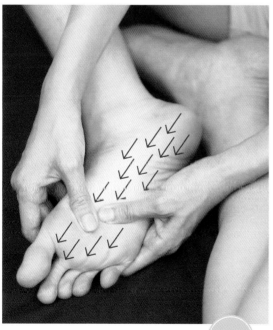

6 まんべんなく押します

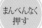

右足の裏を両手で持ち、足の裏全体を左右の親指でまんべ
んなく押していきます。全身のダイエットに効果的です。
左足も1〜6と同様に行ってください。

デトックス効果がアップする
オイルマッサージ後の2大ケア

オイルマッサージ後のデトックスに、必ず行いたいのが休息＆入浴。
休息の時間にごま油は全身にめぐりアーマを体の外に排出しようとします。
皮膚に浮き上がったアーマは入浴で洗い流します。

休憩・入浴におすすめのアロマ

 ヴァータ体質の人やヴァータが乱れている人はオレンジ、ラベンダー、ローズなどの甘く酸っぱい香り。

 ピッタ体質の人やピッタが乱れている人は、ローズ、ジャスミン、カモミールなどの甘く冷たい香り。

 カパ体質の人やカパが乱れている人は、ジュニパー、ユーカリ、クローブなど刺激のあるスパイシーな香り。

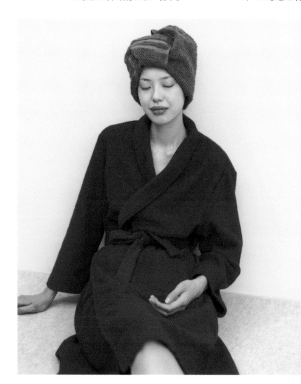

静かに休息

しっかり温めてアーマを排出する

全身のオイルマッサージを終えたら、
体を温かくしてリラックスする時間を。
座ったり、横になるなど、ラクな姿勢で目を閉じて、
10〜15分ほど休息をとってください。
この休息の時間に、オイルが骨まで行き渡り、
アーマをしっかり排出することができるのです。
この時間には、アロマの香りを焚いてもOKです。

ドーシャ別ポイント

 ヴァータ体質の人や、ヴァータが乱れている人は、体を冷やしたり乾燥させないように、体を温かくすることがとくに大切。心地よさに浸りながら心を静かにして、たっぷり休みましょう。

 ピッタ体質の人や、ピッタが乱れている人は、部屋は少し涼しめに、体に熱がこもらないように。爽やかな心地よさに浸りながら、体を芯からリラックスさせましょう。少し眠ってもかまいません。

 カパ体質の人やカパが乱れている人は、少し暑めの乾燥した部屋で休んで。むくみやだるさが強い場合は、汗をたくさんかいて。ただし長い休息は、眠気を引き出すため、10分を目安に休み、眠らないようにしてください。

ヴァータ（風／軽・冷・乾）　　ピッタ（火／鋭・熱・辛）　　カパ（水／重・遅・湿）

時間がないときは

時間がないときは、
休息を省いてシャワーを
浴びてもOKです。

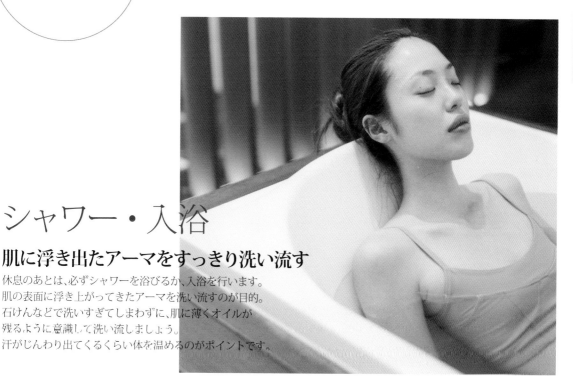

シャワー・入浴

肌に浮き出たアーマをすっきり洗い流す

休息のあとは、必ずシャワーを浴びるか、入浴を行います。
肌の表面に浮き上がってきたアーマを洗い流すのが目的。
石けんなどで洗いすぎてしまわずに、肌に薄くオイルが
残るように意識して洗い流しましょう。
汗がじんわり出てくるくらい体を温めるのがポイントです。

ドーシャ別ポイント

体が冷えやすいヴァータ体質の
人やヴァータが乱れている人は、
やや熱めのお湯で、シャワー、半
身浴、全身浴をのいずれかを。

ピッタ体質の人や、ピッタが乱れ
ている人は、暑がりでのぼせや
すいので、ぬるめのお湯で、シャ
ワーのみか半身浴がおすすめ。

カパ体質の人や、カパが乱れて
いる人は汗が出にくいので、シャ
ワー、半身浴、全身浴のいずれの
場合もお湯の温度を少し熱めに、
汗をたくさんかくのがおすすめ。

アーユルヴェーダ式
朝の美しい習慣

オイルマッサージは、朝行うことで、その効果がより発揮されます。
朝は、美しさをキープする上でもとても重要な時間帯なのです。
ここではオイルマッサージ前後の朝の理想的な習慣をご紹介します。

一日の理想的な過ごし方

朝

日の出前に起床→ P51
口をゆすぎ、舌ごけを除去→ P51
白湯を一杯飲む→ P51
ヨガ→ P52
洗顔／オイルでうがい→ P54
排泄→ P54
オイルマッサージ→ P54
シャワー・入浴→ P54
着替え
8時までに軽めの朝食→ P54
軽く散歩→ P55
体を動かす→ P55

昼

11時半から13時半までに昼食
食後5分ほど休息
軽く散歩
午後の活動

夜

20時までに軽めの夕食
食後の休息と散歩
21時半ぐらいまで軽い活動
風呂などに入り、緊張を下げる
22時半までに寝る

ヴァータ（風／軽・冷・乾）　　ピッタ（火／鋭・熱・辛）　　カパ（水／重・遅・湿）

早起きは美肌の味方

01 日の出前に起床

　日の出前の生理機能はヴァータが優位になっているので、血液循環がよく、神経系の動きも活発・敏感になっています。この時間帯に起床することで、全身の代謝機能の効率が高められ、美肌効果につながっていきます。

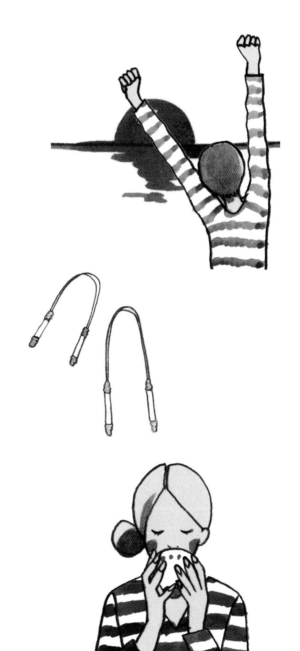

02 舌ごけを取り、アーマを除去

　舌ごけとは、前の晩、あるいは過去に食べたものがアーマ（毒）として体内に蓄積され、それが夜の間に血流に乗って、翌朝に舌の上に堆積したもの。人間の体が持つ自浄作用によって、アーマ（毒）を体外に排泄しようとしているのですが、10時までに取らないと、また体内に逆戻りしてしまいます。タングスクレーパーという金属製のへらで、ぜひ、舌ごけを取り除きましょう。

03 白湯で体内を美しく

　白湯には、消化力を上げて、アーマ（毒）を溶かす効果があります。また、カパのバランスを取る作用もあるので、カパの時間帯である朝の一杯は特に有意義で、ダイエット効果も期待できます。できるだけ熱い温度のまま、すするように飲むのがポイントです。

04 ヨガを習慣にして優美さをアップ

　朝、ぜひ取り入れたいのがヨガのポーズ。今回ご紹介する「太陽礼拝」は、体の主要な筋肉を伸ばし、関節を滑らかにして背骨を整え、内臓の諸器官をマッサージする効果があります。体全体の血液循環も促します。規則的に行うことで、安定性、柔軟性、順応性、優美さが増してきます。朝だけでなく、夕方にも行うとさらに効果が感じられます。

太陽礼拝

　①〜⑫のポーズを流れるように行いながら、呼吸も合わせていきます。一連の流れをまず1回行い、次の1回では、（④と⑨のポーズなど伸ばす足を）逆にして行います。決して無理せず気持ちよいと感じるくらいに行うことが大切。疲れを感じたときは仰向けになり、休むようにしてください。

　徐々に回数を増やしていき、最高6回まで行います。その際、足は、1回ごとに右、左と変えるようにしてください。

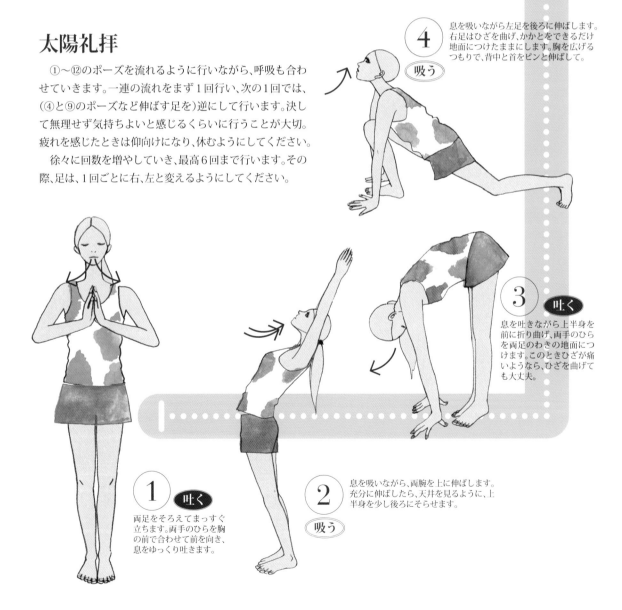

4 吸う
息を吸いながら左足を後ろに伸ばします。右足はひざを曲げ、かかとをできるだけ地面につけたままにします。胸を広げるつもりで、背中と首をピンと伸ばして。

3 吐く
息を吐きながら上半身を前に折り曲げ、両手のひらを両足のわきの地面につけます。このときひざが痛いようなら、ひざを曲げても大丈夫。

1 吐く
両足をそろえてまっすぐ立ちます。両手のひらを胸の前で合わせて前を向き、息をゆっくり吐きます。

2 吸う
息を吸いながら、両腕を上に伸ばします。充分に伸ばしたら、天井を見るように、上半身を少し後ろにそらせます。

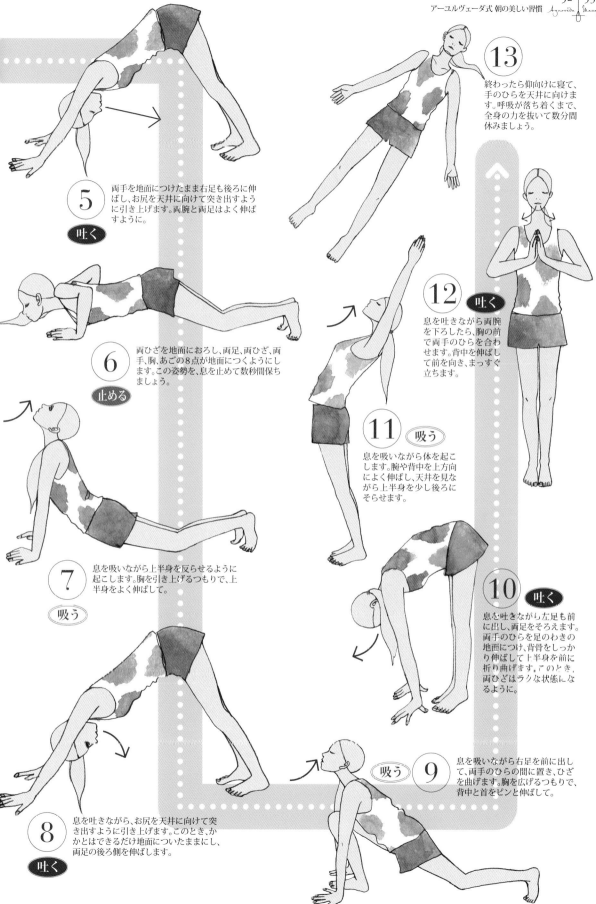

⑤ 吐く
両手を地面につけたまま右足も後ろに伸ばし、お尻を天井に向けて突き出すように引き上げます。両腕と両足はよく伸ばすように。

⑥ 止める
両ひざを地面におろし、両足、両ひざ、両手、胸、あごの8点が地面につくようにします。この姿勢を、息を止めて数秒間保ちましょう。

⑦ 吸う
息を吸いながら上半身を反らせるように起こします。胸を引き上げるつもりで、上半身をよく伸ばして。

⑧ 吐く
息を吐きながら、お尻を天井に向けて突き出すように引き上げます。このとき、かかとはできるだけ地面についたままにし、両足の後ろ側を伸ばします。

⑬
終わったら仰向けに寝て、手のひらを天井に向けます。呼吸が落ち着くまで、全身の力を抜いて数分間休みましょう。

⑫ 吐く
息を吐きながら両腕を下ろしたら、胸の前で両手のひらを合わせます。背中を伸ばして前を向き、まっすぐ立ちます。

⑪ 吸う
息を吸いながら体を起こします。腕や背中を上方向によく伸ばし、天井を見ながら上半身を少し後ろにそらせます。

⑩ 吐く
息を吐きながら左足も前に出し、両足をそろえます。両手のひらを足のわきの地面につけ、背骨をしっかり伸ばして上半身を前に折り曲げます。このとき、両ひざはラクな状態になるように。

⑨ 吸う
息を吸いながら右足を前に出して、両手のひらの間に置き、ひざを曲げます。胸を広げるつもりで、背中と首をピンと伸ばして。

05 オイルうがい

オイルうがいは、マッサージと同じごま油（Ｐ28）をティースプーンで2〜3杯口に含み、通常のうがいと同じように喉と口内をすすぎます。すぐに吐き出さず、数分間は口に含んだままにすることがポイント。声に張りが生まれ、顔の色ツヤがよくなり、肌の輝きも増すなどの効果があります。

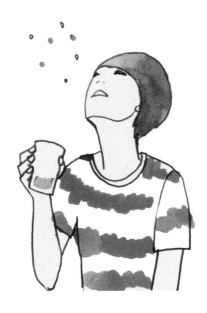

06 排便

朝の排便を習慣にすることで、体内に溜まったアーマ（毒）もスムーズに排泄され、ドーシャのバランスが取れてきます。コツは毎朝、決まった時間にトイレに座り、自然に便意が催されるのをじっと待つこと。これを毎日続けていると、決まった時間に自然な排便ができるようになってきます。

07 オイルマッサージ＆シャワー

アーユルヴェーダでは、オイルマッサージは朝に行うのがよいとされます。朝顔が、太陽の光を浴びてその花を開かせるように、夜のあいだ眠っていた体もまた、日の出とともに動き出します。体のいろいろな機能が動き出すこの時間帯にオイルマッサージを行うことで、体のすみずみまでごま油を浸透させることができます。

また、朝はアーマ（毒）が外に出やすいとき。その時間帯にオイルマッサージを行うことで、浸透したごま油がアーマの排泄を促し、体を活発に浄化していくのです。

オイルマッサージで使用するごま油には、カパとヴァータを下げる効果があります。日の出（およそ午前6時）からの4時間は、カパが優位な時間帯です。カパを沈静化させ、ドーシャのバランスを取るという意味でも、朝にオイルマッサージを行うことが、より効果的なのです。同じ理由で、ヴァータが優勢な夕方（午後14〜18時）に行うオイルマッサージは、ヴァータを下げてドーシャのバランスを取る効果があります。どうしても朝のオイルマッサージができない場合は、この時間帯に行うのも効果的です。

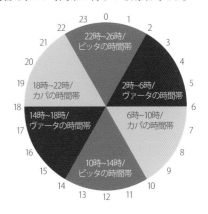

08 朝食は軽めに

朝はカパが優位な時間帯なので、消化力が下がっています。朝食は、パン一枚にホットミルク一杯、あるいはご飯を一膳と味噌汁、付け合わせのおかず程度ですませるのが適量です。冷たい飲みものは、消化力を下げ、体を重くするため、絶対にＮＧです。

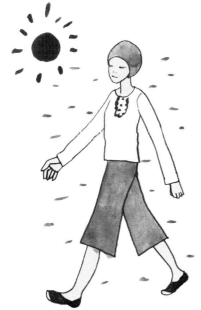

10 体を動かす

食後の40分は、胃のドーシャが乱れるため、運動は行わないようにします。それ以降に運動を行うなら、ヴァータ体質の人は、体を冷やしたり、激しい疲労を伴う運動は避けること。サイクリングや軽いダンスなどがおすすめです。ピッタ体質の人は、身体を熱くしすぎずに、ひとりでも目標が達成できる水泳やジョギングがぴったり。カパ体質の人は、屋内、あるいは暖かい屋外で、身体を冷やさずに激しい運動を行ってください。

09 軽く散歩をする

食後は、数分の休息を取ったあとに、軽く散歩をします。ゆっくりと、20〜30分程度が適当です。軽い散歩をすることで、ピッタの上昇を誘導し、消化を促す効果があります。

朝の過ごし方 Q&A

Q1 日の出前にはとても起きられません。どうしたらいいでしょうか?

A 日の出前が難しい場合は、朝6時くらいに起きられれば充分です。それも難しい場合は、8時までには起きて、10時までには舌ごけを取りましょう。10時を過ぎると、舌に浮き上がったアーマが、また体内に戻っていってしまいます。週末に早寝をして、1日だけ早起きしてみることから始めるのもおすすめです。朝に浄化を行うすばらしさを、まずは体験するところから始めてみてください。

Q2 起きぬけに飲むコーヒーがやめられません。コーヒーはやはりいけないのでしょうか?

A 絶対だめというわけではありません。でも、例えば、体をコーヒーで洗うひとはいませんよね。お湯で洗います。それと同じように、白湯を飲むことで、体の中もきれいに洗浄されるのです。ぜひ、朝起きたら、白湯を飲むことをおすすめします。

Q3 オイルのうがいを試しましたが、うまくできません。どうしたらいいでしょうか?

A まずは口にオイルを含むことから始めてはいかがでしょうか。喉までオイルを浸せなくても、ぶくぶくと口のなかをゆすぐだけでも効果はあります。口内炎を予防できるほか、髪の毛が丈夫になったり、黒くなったりする効果も期待できます。

Q4 毎朝、とても忙しく、どれかひとつでさえ時間がありません。どうしたらいいでしょう?

A 全部をやろうとしないで、週末に早めに寝て、ちょっぴり早起きしてみることからスタートすることをおすすめします。

Q5 深夜に仕事をしていて、明け方に眠る生活をしています。やはり体には悪いのでしょうか?

A 長期間、昼夜逆転の生活が続いていると、ドーシャのバランスが乱れてしまいます。できれば週末だけでも、朝の時間帯に起きる日があるとよいですね。

Q6 徹夜明けに、朝マッサージをしてから眠ってもよいのでしょうか?

A はい。ただし、シャワーを浴びてから眠ったほうがよいでしょう。オイルマッサージは、時間のあるときに、少しずつでも始めてみることが大切です。

Q7 寝起きがとても悪いのですが、どうしたらいいでしょうか?

A ぐっすり眠れていない可能性があります。夜、足だけオイルマッサージを行って眠ると、朝起きられるようになるはずです。また、朝起きてから白湯を飲むか、生のはちみつとレモン果汁を落とした白湯を飲むのもおすすめです。

週末のデトックスに
脳のトリートメント
ピッチタラナ

ピッチタラナは、ヴァータの乱れを整える脳のトリートメント。
温かいオイルをたっぷりふくんだコットンを頭に乗せる温湿布で、「シロバスティ」（P67）の家庭版です。
半身浴をしながら、とろけるような至福の体験を堪能してください。

用意するもの

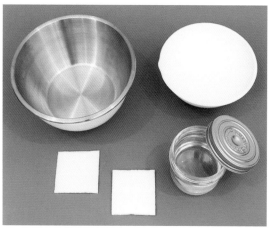

大きめのカット綿（7〜8cm四方のもの） ……………… 2枚
マッサージオイル（熱処理済みの太白ごま油）100〜150ml
湯せん用の大きめのボウル ……………………………… 1個
オイルを入れる小さめのボウル ………………………… 1個
お湯（80℃くらい） …………………………… 1カップ程度

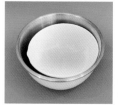

1 大きめのボウルにお湯を入れ、オイルを入れた小さいボウルを浮かべて、人肌くらいの温度までオイルを温めます。

2 オイルが人肌くらいになったら、カット綿を2枚入れてよく浸します。

ピッチタラナのやり方

1…… ピッチタラナは通常、半身浴をしながら行います。上半身は濡れないようにして湯船につかります。

2…… ボウルの中のカット綿を1枚取り出し、頭のてっぺん（頭頂部）に乗せます。

3…… 頭の上のカット綿が冷めてきたら、ボウルに戻し、もう1枚のカット綿と交換します。30秒に1回のペースで取りかえるのが目安。乗っているカット綿がつねに温かい状態になるように、こまめに取りかえましょう。おでこや首に垂れてきたオイルは、タオルなどでぬぐい取るようにしてください。これを20〜30分続けます。

4…… シャワーで頭のオイルを洗い流します。

ピッチタラナのアレンジ

*心が不安定なとき
半身浴をしながら胸に置いてください。やり方は頭に置くときと同じです。心がしっとりと落ち着いてくるでしょう。

*生理痛がひどいとき
下腹部のピッチタラナがおすすめです。仰向けに寝て行います。おへその下あたりに、温かいオイルに浸したカット綿を乗せます。やり方は、頭のときと同じ。その後、入浴してください。

🌀 ヴァータ（風/軽・冷・乾）　🔥 ピッタ（火/鋭・熱・辛）　💧 カパ（水/重・遅・湿）

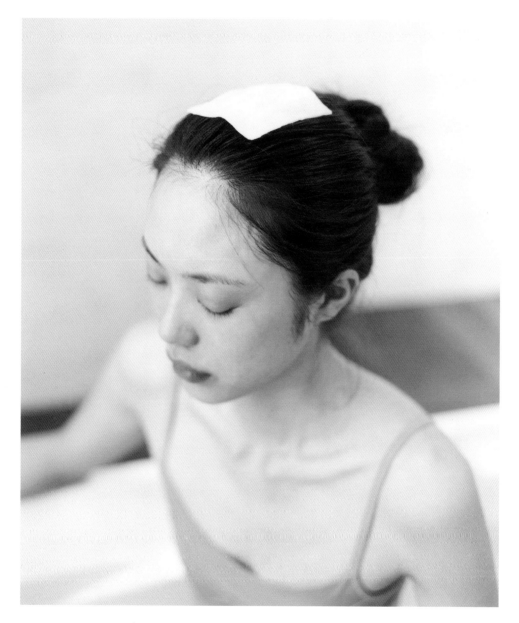

気をつけること

• 生理が始まって最初の3日間は行わないようにしてください。
• 発熱しているときは控えましょう。
• 半身浴の最中に上半身が濡れないようにします。腕や肩が濡れると体が冷えてしまうので要注意。
• ごま油は目に入るととても痛いので、頭にのせたカット綿のオイルが垂れて目に入らないように気をつけましょう。

ピッチタラナを行う時間帯

16時〜18時のヴァータの時間帯に行うのがもっとも効果的ですが、朝や寝る前に行ってもかまいません。

オイルマッサージ Q&A

オイルマッサージのやり方について

Q 平日の朝は、なかなか時間が取れません。どうしたらいいでしょうか？ また、できる日は週何回やればいいですか？

A 全体をやる時間を減らすか、部分的に行ってもよいでしょう。その際は、頭、おなか、足を行うようにしてみてください。また、寝る前に行うか、週末に行うところから始めてみてはいかがでしょう。回数は毎朝1回行うのが理想的。多ければ多いほどよいですが、もちろん週1回でもかまいません。

Q 忙しいときは部分的に行っても大丈夫ですか？

A 大丈夫です。時間がないときは、神経系の働きを落ちつかせ、ヴァータを整える効果のある、頭と足のマッサージをおすすめします。また頭だけ、足だけでもかまいません。

Q 朝起きるのがとても苦手です。夜にマッサージを行ってもよいでしょうか？

A はい。行ってもよいです。ただし、夜は体が温まりすぎると眠れなくなる人がいるので、夕方行ったほうがよいでしょう。また、夜やってもよいのですが、花が夜しぼんでいくように、体も閉じていくため、朝のほうが効果があります。でも、夜なら例えば、足だけ行うのもよいでしょう。

Q 着ているものは全部脱いでから行ったほうがよいですか？

A はい。裸で行うのが基本です。でも部分的にマッサージする場合は、下着などをつけたままでもかまいません。いずれにせよ、温かい部屋で行ってください。

Q 起き抜けに行っても大丈夫？ 洗顔してからのほうがよいですか？

A 舌の掃除をして白湯を1杯飲んでから行うのが理想ですが、起き抜けでも問題ありません。ごま油にはクレンジング作用があるので、洗顔はしなくてかまいません。もちろん洗顔しても大丈夫ですが、その場合は、顔が濡れていない状態にしてからオイルマッサージを始めてください。濡れていると、オイルが肌に浸透しないからです。

Q マッサージのときに、ついツボを押したくなってしまうのですが。

A ツボ押しはあまりおすすめしません。こりやむくみが気になる部分は、一点をぐっと押すよりも、少し強めにマッサージするといいでしょう。でも気持ちいい程度の力加減で行ってください。

Q オイルを温めないで、マッサージを行ってもよいですか？

A はい。とくにピッタ体質の人、ピッタが乱れている人は、あまり温めないで行ったほうがよいでしょう。でもそのほかの人は、温めたほうが、気持ちよさにはつながると思います。ぜひ一度、オイルを湯せんして、温めたオイルでのマッサージを味わってみてください。

Q 朝は排泄を済ませてから行ったほうがいいですか？

A できることなら排泄を済ませてから行ったほうが、爽快感が増します。

Q 1日に2度、3度行っても大丈夫ですか？

A いっこうにかまいません。気持ちよいと感じるなら、1日に何度行っても大丈夫。大切なのはオイルマッサージを気持ちよく感じて幸せな気分に浸ることです。

Q 朝ではなく、日中に行っても大丈夫ですか？

A 特に問題ないですが、ダイエット効果がいちばん高いのは朝です。朝は体が浄化される時間帯なので、余分なものを排泄しやすいためです。精神的な安定にいちばんいいのは夕方です。日中でも、行わないよりは行ったほうが断然よいでしょう。

Q マッサージをしたあとにだるくなることがありますが、大丈夫でしょうか？

A マッサージを行うと、体の深いところにあるストレスが抜けていくので、だるく感じることがあります。通常は、毎日続けるうちにだるくなくなるのですが、毎回だるくなる場合は、朝行うのではなく、夜入浴する前に行いましょう。翌朝、体が軽く感じられるはずです。

Q お風呂の床がベトベトになってしまいます。どうしたらいいですか？

A オイルの使いすぎが原因です。1回あたりのオイルマッサージに使うオイルは、全身で30〜40ml前後（大さじ2杯）。肌がテカテカになるまでオイルを塗らなくても充分効果はあるので、たくさん使わなくても大丈夫です。

ビューティーについて

Q 50歳を過ぎていますが、美容の効果はありますか？

A もちろんです。何歳からでも行えば、美しくなっていきます。10年後に今から10年前の肌になれる（つまり、50歳から始めたら、60歳の時に40歳の肌）というのは、何歳から行っても言えることなのです。

Q オイルが肌に残っていると、吹き出物の原因になるのでは？

A オイルが残っていても、吹き出物にはならないので安心してください。

Q 顔にニキビや吹き出物ができているのですが、行っても大丈夫ですか？

A ニキビや吹き出物ができている場所は、避けて行うほうがいいでしょう。神経質になる必要はないですが、水などが溜まっている吹き出物の場合は、避けたほうが安心です。

Q ダイエット効果をアップさせるコツはありますか？

A マッサージをし終わったあと、よく温めることが大切です。半身浴をプラスすると代謝が上がるのでおすすめです。

Q オイルが残ったままだとシミの原因になるのでは？

A ごま油を使う場合は、あまり神経質になる必要はありません。ただ、顔や首などの肌が露出する部分にたくさんオイルが残っていると、日焼けの原因になる場合もあるので、気になる人は石けんを使ってよく落とすようにしましょう。

ヴァータ（風／軽・冷・乾）　ピッタ（火／鋭・熱・辛）　カパ（水／重・遅・湿）

体調について

Q 熱があるときはしないほうがいいですか?

A 熱が37度以上あるときは、やめたほうがいいでしょう。熱があるとき、体はアーマを燃やして自己浄化をしています。だから、マッサージで浄化を促す必要はないのです。熱があるときは体の働きに任せて、下がってから行いましょう。

Q 皮膚にかゆみやじんましんがあるのですが、行っても大丈夫ですか?

A そんなときは、ごま油ではなくオリーブオイルを使ってみましょう。それでもかゆみがある場合は、オイルマッサージは控えてください。

Q マッサージすると、特にダイエット効果が出るような部分はありますか?

A 足の裏がおすすめです。少し強めにすると、全身の代謝が上がってやせやすい体になります。長めに行うといいでしょう。

Q 風邪の治りかけで、熱はないのですが咳が出ます。オイルマッサージを行っても大丈夫ですか?

A 熱が下がっていればまったく問題ありません。

Q 妊娠中に行っても大丈夫でしょうか?

A おなかや腰は避けましょう。胸、腕、足は行っても大丈夫です。

Q 冷えを感じる部分は、長めにマッサージしたほうがいいですか?

A 温めたオイルを使うので、あえて長く行う必要はありません。でも気持ちがいいと感じるなら、多少長めに行っても大丈夫です。

Q 肩など、こっている部分に力が入ってしまいますが、大丈夫でしょうか?

A 問題ありません。肩などのこりやすい部分は、流すように行うとコリが改善されるでしょう。

Q 関節痛があるときは、行っても大丈夫でしょうか?

A 炎症があるときはやめましょう。それ以外は行っても大丈夫です。

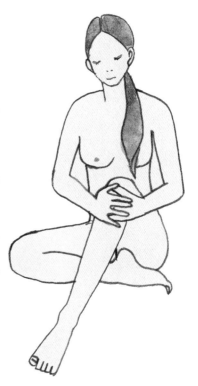

そのほかの質問

Q マッサージを行うのに適した季節はありますか?

A 一年を通して適しています。あえて言うなら季節の変わり目です。

Q 人にオイルを塗ってもらうのはいけないですか?

A 問題ありません。家族どうしで行ったり、とくに夫婦間で行うのはおすすめです。

Q 子どもと一緒にやりたいのですが、気をつけることはありますか?

A ごま油は目に入るととても痛いので、お子さんの目に入らないようにしてください。オイルの量はかなり少なめで大丈夫です。

Q 頭のマッサージをすると髪が抜けませんか?

A 抜け毛の心配はありません。逆に、適度な量のオイルを使って頭皮を刺激するマッサージは、育毛の効果があります。

Q 夜寝つきが悪いため、朝マッサージを行うのが苦痛です。

A 夜か夕方に、おでこ、おなか、足のオイルマッサージを行ってみてください。よく眠れるようになるはずです。

Q 赤ちゃんに行っても大丈夫ですか?

A 生まれたての赤ちゃんから高齢の方まで、すべての年齢の方に行えます。

Q お風呂上がりに、ごま油をスキンケアオイルとして塗っても大丈夫ですか?

A ごま油を塗ると肌の表面にアーマ(毒)が浮き上がってくるので、塗ったあとは、できるだけ洗い流してください。塗ってそのまま寝る場合は、翌朝シャワーで洗い流しましょう。

Q オイルマッサージをやったあと、シャワーを浴びるのがめんどうなのですが?

A マッサージを行ったら、シャワーを浴びるのが理想的ですが、めんどうなときは、タオルでふき取ってもかまいません。

Q どれくらいで効果があがりますか?

A 1日目、2日目でも、しっとりと温かく幸せな気分が体験できれば、しめたもの。1週間~2週間あたりで、体調や肌の具合に変化が出てきたことを実感するでしょう。もちろん、続ければ続けるほど効果は大きいです。

Q オイルに、ラベンダーなどのエッセンシャルオイルを混ぜても大丈夫?

A あまりおすすめしません。リラックス効果を上げたいなら、エッセンシャルオイルは休息のときや入浴のときに使い、ごま油とは混ぜないほうがいいでしょう。

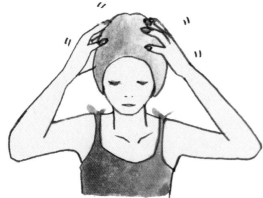

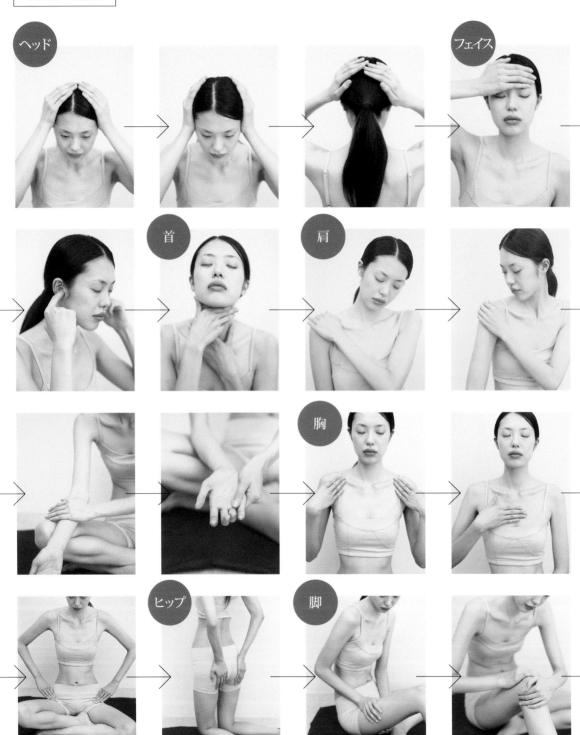

＊詳しくは、P32-47を見てください。
＊慣れてきたらこのページだけ見て行うこともできます。
＊肩などは左右どちらから始めても必ず両側行ってください。
＊静かに、無音で、温かな部屋で行うのがポイントです。
＊マッサージ後は、休息し、入浴するかシャワーを浴びましょう。

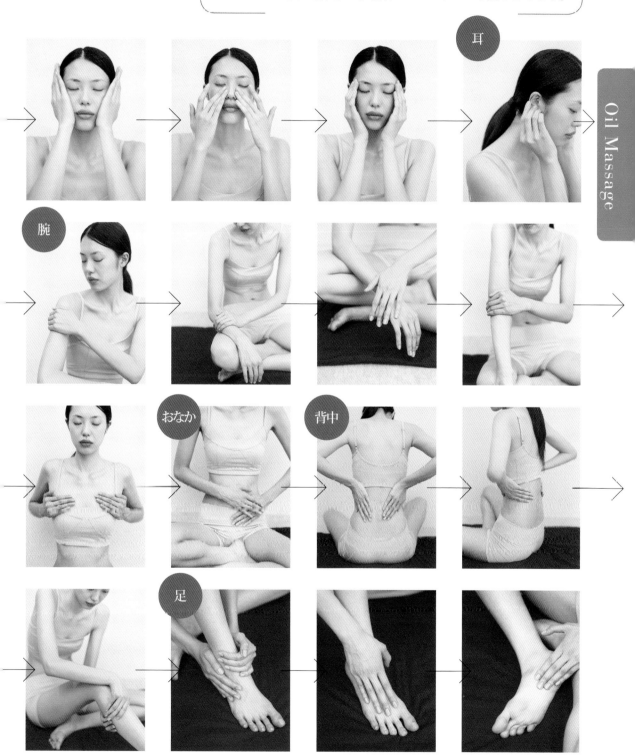

Oil Massage

耳

腕

おなか

背中

足

自宅でできる
解毒プログラム
「アーマパーチャナ」

超簡単！
インド式毒素排出法

　「アーマパーチャナ」とは、体に溜まった未消化物である
アーマ（毒）を消化して除去すること。「アーマパーチャナ」
をすることによって、アビヤンガの効果は、より一層高まり
ます。

白湯

　最も簡単な方法は、白湯をすすること。ふたをしないやか
んでお湯を10分から15分沸騰させ、できるだけ熱い温度
のままですすります。食事のときはもちろんですが、それ以
外のときも少量をすするぶんには問題ありません。ただし、
日に5杯以上は飲まないようにしてください。

しょうが湯

　しょうがを使って消化力を上げる方法もあります。料理
に使ってもよいですが、2〜3枚のスライスをお湯に入れて
沸騰させて飲む「しょうが湯」がおすすめです。また、粉末状
のしょうが＝ジンジャーパウダーとコリアンダーパウダー、
クミンパウダーを同量で混ぜ合わせ乾燥させておいたミッ

クスパウダーを、昼夕の食後にお湯に溶かして飲んでも効
果的です。溶かす分量は、ティースプーン一杯ぐらいがベス
ト。胃腸の働きが活発になり、消化力が上がっていきます。
この方法は、胃に多少の刺激を与えるので、胃に炎症がある
人は避けてください。

生はちみつ湯

　ティースプーン1〜2杯の生はちみつを湯冷ましに溶か
す生はちみつジュースや、さらにレモンを2〜3滴しぼった
生はちみつレモンジュースも簡単にできるアーマパーチャ
ナのひとつです。作るときは、40℃以下のお湯に溶かすこ
とがポイント。それ以上の温度のお湯に溶かすと、はちみつ
が変性し、逆にアーマ（毒）となって体内に蓄積してしまう
からです。

　いずれもできるだけ空腹を感じているときに行うこと。
これらに加え、1回の食事の量を抑えたり、間食を控える
ことで、アーマ（毒）は消化され、その蓄積の原因までもが解
消されていきます。

毎日できるアーマパーチャナ

①規則的に食べる
②食事中、食事の前後に冷たいものを飲まない
③昼食を主にして、朝食と夕食は軽めにする
④食事や間食は、空腹を感じたらとる
⑤落ち着いた気持ちで、座って食事をする
⑥食事は甘いものから食べ始め、苦いもの、渋いもので終わるように
⑦昼寝、とくに食後の昼寝はしない
⑧就寝2時間前は何も食べない
⑨夜8時以降は食べない
⑩食後に数分の休憩後、軽く散歩をする
⑪ひと口ずつゆっくり食べ、よく噛む

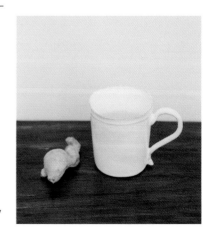

「アーマパーチャナ」を始めとする食事療法や生活法についてもっと詳しく知りたい方は、『ファ
ンタスティック アーユルヴェーダ』(知玄舎)をご覧ください。

アーユルヴェーダの マッサージで 心に、しっとりとした静けさを

今から15年前、アーユルヴェーダを初めて体験し、
忘れがたい経験をした桐島ノエルさんが
本書の監修者蓮村誠さんに、
オイルマッサージの魅力について聞きました。
体の内側から浄化して美しくする、その秘密とは?
脈診と脳のトリートメントのレポートも!

アーユルヴェーダ対談

蓮村 誠×桐島ノエル

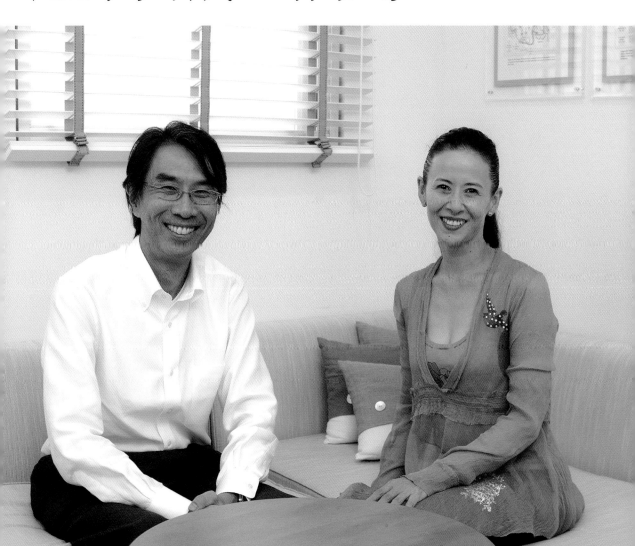

毎朝、マッサージをするだけで
心の中が静かになりますか？ (桐島ノエル)

アーユルヴェーダ初体験、
ものすごく気持ちよかった！

蓮村 ノエルさんと始めてお会いしたのは、確か15年くらい前ですよね。

ノエル そんなに前なんですね。私、まだ25、6歳くらいでしたもんね。当時は、とても不規則な生活をしていて、精神的にもすごく不健康でした。

蓮村 雑誌の取材でいらしたんですよね。

ノエル 『クレア』(文藝春秋)のホリスティック医療の体験レポートで。あのときがアーユルヴェーダ初体験でした。あれは本当にすごい体験だった！ あのとき書いた記事を読んで、アーユルヴェーダに興味を持った人が大勢いたようです。

蓮村 すごい反響だったんですよ。あれから取材はいくつも受けているけど、後にも先にもあんなに反響はないです。

ノエル 1年間の連載をしてたんですが、一番印象的だったのが、アーユルヴェーダとアロマテラピーだったんです。あの後、アロマテラピーは趣味でずっと続けていて、カナダに行って資格も取ったんです。でもアーユルヴェーダは、トリートメントを受けたりはしていたんですが、奥が深すぎてそのままになっていて…。そう、「ピチチリ」も一度体験したんですよ。

蓮村 体の両サイドからホースで油をかけ続けるやつね。

ノエル 頭にもどわーっと油をかけて、もう全身油まみれになる。オイルの海に浮いてるみたいな感じ。あれはなかなか強烈な体験でしたね。でもやっぱり、先生のところで受けた、最初の「シロダーラ」の体験が一番強烈でした。

蓮村 おでこに温かいオイルを垂らすトリートメントですね。

ノエル ただのオイルマッサージという意識でいたら、もう、すごく気持ちよくて…リラックスするという次元を超えていた。おでこでイッちゃうみたいな感じ(笑)。

蓮村 確かあのとき、「自分の体についても知らないことがたくさんあるんだ」ということをおっしゃってましたよね。

ノエル ええ。途中で頭が真っ白になっちゃって、すごく深い眠りについたという感じでした。起きたときには、一日中

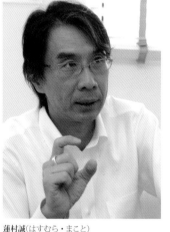

蓮村誠(はすむら・まこと)
医学博士、医学法人社団 邦友理事会 理事長。日本でのアーユルヴェーダ紹介の第一人者として、現在は診療の傍ら、各種講演活動、TV出演、雑誌の連載執筆など多方面に渡り活躍中。著書に、『生命礼賛』(総合法令出版)ほか多数。

海で泳いだあとのような、ものすごい脱力感があって、それから何日間かはすごく頭が冴えて、いろんなアイデアが浮かんできたんですよ。すごくクリエイティブになって、直観が冴えるようになったというか、自分の何か中心的な部分にアクセスできたような感じがしましたね。あれは本当におもしろい体験でした。そのあとも、もう1回味わいたくて何回か行ったんですけど、最初のあの体験というのは、二度と戻ってこない(笑)。

蓮村 (笑)。ただ、何度でもやるといいですよ。もう同じようには体験しないだろうけど、今度は穏やかな深い静けさの質感が増していきます。日常でもそういうふうになってくる。

ノエル すごい、それはぜひそうなってみたいです。

毎日のセルフアビヤンガで
自分の中に静けさが宿る

蓮村 今回この本でご紹介しているセルフアビヤンガ(オイルマッサージ)を続けていても、同じようになっていくんです。毎日自宅でセルフアビヤンガをやっている人って、非常に穏やかで静かな状態が自分の中でなくなることがないんです。どんなに騒いでても、自分の中には静けさがあるんです。

ノエル マッサージするだけで？

蓮村 そう、自分で毎日やるだけでいい。自分の中がやたらと静かになってくると、神経と生理機能全体がその状態に慣れてくるんですね。するとやがて、生理機能も神経もその静かな状態で機能するようになってくるんですよ。ふだん人としゃべったり仕事してるときって、一生懸命エネルギー使って表に出していますよね。

ノエル はい。

蓮村 それが普通になってるんだけど、静かな状態を何度も何度も生理機能に体験させると、代謝があまり上がらないまま活動できるようになるんです。燃費がとてもよくなるんですね。

ノエル 私なんて、いつもエネルギー垂れ流し状態(笑)！ でも、なんとなくわかる気がします。私もヨガを始めてから

― ええ。静かで穏やかになって、
エネルギーが満ちてきます（蓮村誠）

多少ですけど、感情をコントロールしたりできるようになってきた気が…。

蓮村　さっきノエルさんが「直観が冴えた」って言ったけど、直観って心が静かな状態になったときに働くんです。心がざわざわしている状態では、直観が上がってきていてもそれに気づけないんですね。直観が冴えてくると自分でもうれしいし、楽しくなってきますよ。だから、内側からもしっかり美しくなれるんです。

ノエル　先生はいつもそんな状態ってことですね（笑）。

蓮村　はい。僕はもうここ十何年か毎朝やってます。

ノエル　何分くらいやってるんですか？

蓮村　時間がないからちょこちょこ、ですよ。5分か10分くらい。

ノエル　私もアロマの資格を取ってから、オイルマッサージが人に与える効果みたいなものを実感してはいたんですよね。でも、自分で自分にマッサージするのは、せいぜい疲れたときくらい。その効果をすっかり忘れてました。

蓮村　毎日やるのってなかなか大変なんだけど、でも続けていると明らかに効果が出てきます。オイルって、一旦体に入るともう一度汚れと一緒に外に浮き出るんです。それをシャワーで落とせばきれいになるし、体内に入ったオイルは毒素し、血に排泄物として出ていくから、体全体がほっそりもしてきます。

ノエル　へえ…。アーユルヴェーダって、ごま油をメインに使いますけど、ごま油ってそんなにいいんですか？

蓮村　そうですね。抗酸化作用もあるし、体を温める効果もありますからね。今は神経が疲れている人が多いんですが、ごま油は滋養の質があって、頭を休ませてくれるんです。また目を使い過ぎると後頭部がすごく疲れる。だから、頭をよくマッサージしてから寝るとすごくいいです。

ノエル　時々子どもにもやってあげるんですけど、すごくいいですもんね。すぐ眠りにつくし、精神的にもすごく安定するみたいです。

蓮村　マッサージをしてあげる、ということ自体もすごくいいことですよ。

あと、免疫力が高まるから、体が強くなって風邪をひかなくなります。皮膚は体でいちばん大きな臓器なんです。油をいつも塗っていると、抵抗力がすごく上がってきます。もちろん大人もね。何より老化防止になりますから、オイルマッサージをやっていると、体の中から若返ってくるんです。

きれいになりたいなら
やっぱり朝がいい

ノエル　先生、マッサージはやはり朝やるのがいいんですか？

蓮村　きれいになりたいんだったら、朝がいちばんいいですね。リラックスして癒されたいなら夕方がいい。

ノエル　寝る前はどうですか？

蓮村　やってもいいですよ。でも寝る前にやってお風呂で温まってしまうと、寝れなくなってしまう人もいます。

ノエル　寝る前にただマッサージしてお風呂に入らずそのまま寝るのは？

蓮村　まったく問題ないです。体が冷えていたり、乾燥肌の人は、寝る前にさーっと油を塗って寝るのもいいですね。ただ、あまり寒いシーズンだと、頭が冷えてしまう人がいて、それはよくないんです。夜やるなら、足や頭など、眠りに入りやすいところを部分的にやるといい。

ノエル　なるほど。

蓮村　ただやっぱり、本当は朝がいい。朝は、体の中が開いてくる時間帯なんです。

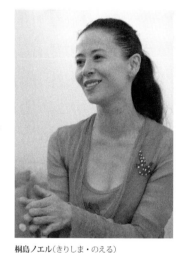

桐島ノエル（きりしま・のえる）
「OH!エルくらぶ」の司会者としてデビュー。その後TV、雑誌、翻訳など幅広く活躍。1997年カナダ・バンクーバーに移住。出産、子育てを機に心と体の健康を志し、ヨガインストラクター、アロマセラピストの資格を取得。現在は日本に拠点を移している。雑誌『からだにいいこと』（祥伝社）やウェブサイト「MYLOHAS.net」にて連載中。

日が上がってくると、体の流れがよくなって、ごま油も浸透しやすいし、体の循環機能もよくなっているので、毒素が排出されやすくなるんです。夜はね、どうしても体が閉じてきてしまうから、油が体内に入りにくくなってしまうんですよ。夜がだめというわけじゃないんです。でも朝のほうが吸収がいい。

ノエル　でも、現代生活のなかでアーユルヴェーダの教えの通りに生きるのってなかなか難しいですよね。先生は、早起きなんですか？

蓮村　僕はいつも5時くらいには起きてますよ。それでオイルマッサージしたり、瞑想したりしています。朝は、デトックスにいいんです。これから一日を始めるのに、心も体もき

人任せじゃなくて自分でやるというのもいい（桐島ノエル）
── 自分の心を取り戻すことってそんなに難しくないですよ（蓮村誠）

れいにして始めたい。白湯を飲んで体のなかを洗って、排泄して、体を浄化する。心は瞑想することで浄化する。そうすると清々しいじゃないですか。そういう状態で自分をスタートさせると、その日1日が幸福に満ちる。そんなふうにアーユルヴェーダでは考えるんです。

セルフアビヤンガで
自分を向き合う時間を

ノエル　あと、都会で生活をしていると、つい頭ばかり使う生活になってしまいがちで、心と体がつながらないんですよね。

蓮村　今の若い人たちは、「感じる」ということをあまりしなくなってきていますからね。特に「気持ちよさ」を感じることって大切なんですよ。

ノエル　でも、人にお任せしてやるのと、自分で意識的にやるのとでは、また違うんでしょうね。毎日自分でやる、そういう習慣っていいですね。

蓮村　ええ。自分一人で自分を感じていくみたいなことはとても大切だと思います。

ノエル　それが今難しいんですよね。家でひとりでいてもコンピュータを使ったり、何かしてないと落ち着かない。

蓮村　そういうのって全部外に向かっていくことなんです。そうじゃなくて、自分の内側に向かっていく、内面を見ていくってことが大切。自分で自分の体を触っていくと、自分と向き合えますよね。

　昔はね、夜になると暗かったし、静かな場所もあった。でも今はいくらでも外に向かえてしまう。外ばかり向いていると、自分を見失うんです。それで疲れてしまって病気になってしまう。最近心が疲れている人、本当に多いです。疲れてるというか弱ってる。例えばね、すごく多いのは「自分が何のために生きてるかわからない」という人。自分の願望とかやりたいことがよくわからないと言う人、本当に多いですよ。そういう人を脈診すると、すごく心が弱っているんです。

ノエル　えー！　脈診で、そんなことまで分かってしまうんですか。

蓮村　そういうこと言う人って頭がよくって優秀な人が多いんですよ。外に向かって一生懸命やって、自分を見失っていて、自分の心が本当に満足するという体験を日常の中でしていないんです。心が弱ってる人にこそ、このセルフアビヤンガがすごく大事。

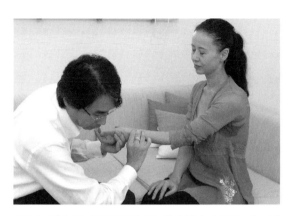

ノエル　確かに。ここ1週間、思い出してオイルマッサージしてみたんです。自分にも、娘にもやってるんですけど、マッサージの間すごく静かだし、そういう静かで幸せな時間をふたりで共有できることが、とってもうれしかったです。ふたりで一緒にいても、ビデオを観たり、つい何かをしてしまって、のんびりはしてても、本当のリラックスとは違うんですよね。カナダにいたときは、そういう時間が自然に取れたんですよ。娘とちょっとビーチに夕日を見に行こうか、とか。でも東京に戻ってきたら、それは無理。自分を癒す方法を積極的に見つけていかないと、私もまずいなって思ってたんです。

蓮村　都会の人は心のエネルギーを消耗してますよね。でもね、自分の心を取り戻すのって、そんなに難しいことじゃないんです。外に答えを求めてしまうとなかなか得られないんだけど、ひとりになって自分で毎日オイルマッサージをやる時間を10分でも20分でも取ると、だんだんエネルギーが溜まっていくんです。だから、ぜひやってほしいですよね。単純に気持ちがいいですしね。

ノエル　本当にそうですよね。今日はお話できてよかったです。久しぶりに、カナダで夕日を見ていた頃の感覚を思い出しました。先生、最後に脈診していただいてもいいですか？

蓮村　もちろん。

（しばらく脈診）

蓮村　十数年前の脈より、すごくよくなっていますよ。きっといい時間を過ごしてるのでしょう。穏やかないい脈です。やわらかく成長しているのがわかる。

ノエル　うれしい！

蓮村　人は、肉体的には年を取っていきますが、脈を見るとその人がどれくらい成熟していってるかとか、バランスが整っているかがわかるんですよ。ノエルさん、ドーシャの乱

れは少ないですよ。

ノエル あまり調子はよくないのですが…。

蓮村 神経のヴァータが多少高くて、カパが多少下がってるから、少し疲れてるかもしれないですけど、全体はすごく整ってきています。ピッチタラナをぜひやってみてください。あと、もう少し早寝ができるといいですね。

ノエル そうか…ここ最近ちょっと夜更かししてました。

蓮村 外側ではいろいろあるように見えるかもしれませんが、自分がどう思ってどう受け止めてるかってことを感じて、自分がどう対応すればいいかがちゃんとわかるようになってると思います。

ノエル 確かに、20代の頃よりは今のほうが全然ハッピー。でも、問題は「いつも何かについて考え続けている」ということなのですが。

蓮村 自分で言うほど、そんなに考えすぎてないですよ。

ノエル 本当に!?

蓮村 前よりも、ずっと自分を養うような生き方ができてるんじゃないでしょうか。ただ、少し疲労はあると思うので、もう少し積極的に早く寝たり、オイルでマッサージしたりすると、今後もますます元気になりますよ。でも今はちょっとだけ疲れてるからね。「シロバスティ」を1回やってみますか。脳のヴァータを整えるんです。家でやる「ピッチタラナ」のトリートメント版ですね。

ノエル わー！ ぜひやりたいです。いろいろな医療を見てきましたが、アーユルヴェーダはちょっと質が違うなと思います。すごく原始的なのに、体験がものすごく深い。現代病で悩んでる時代に、とてもマッチしてるとあらためて思いました。

蓮村 ぜひ自宅でもオイルマッサージ続けてみてくださいね。

ノエル はい。ぜひ続けてみます。

脳の本格トリートメント 「シロバスティ」を体験

対談中の脈診の結果、「シロバスティ」をすすめられたノエルさん。さっそく体験してもらいました。

「シロバスティ」とは、脳のヴァータが乱れてカパが消耗してしまったときに行う脳のトリートメント。頭の上に筒状のウレタンを巻き、たっぷりのごま油を注いで20分間休息します。疲れて弱ってしまった脳と心に滋養とエネルギーを与えていくのです。

まず受けるのは、神経系のヴァータを鎮静させて、体のバランスを整えるためのアビヤンガ。ふたりがかりで行われる全身マッサージは、「終わる頃には脳味噌までトロトロになるほど気持ちいい」とノエルさん。そしていよいよ、「シロバスティ」開始です。イスに座ったノエルさんの頭に、筒が固定されていきます。糊に使うのは、ウラッド豆(註＊)のペースト。

「できあがった筒の中にオイルがゆっくり注がれると、頭がじんわり温まってきて、時間の感覚が急速に失われていくんです」

あまりの気持ちよさに、オイルを乗せた頭ごとガクンと脱力しそうになったほどだとか。

「20分はあっという間で、声をかけられてハッとわれに返りました。シロダーラで味わっためくるめく快感とは違い、シロバスティで感じたのは、ディープな静けさ。久しぶりにしっかりと地に足がついて、自分の体に芯からきちんと収まったような気分です。これまた、癖になりそうな予感がします」

＊ ブラックグラムとも呼ばれ、日本では緑豆と同じくもやしの原料となる豆。インドで多く栽培されています。

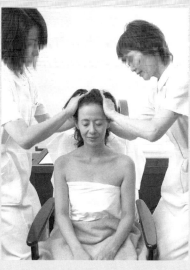
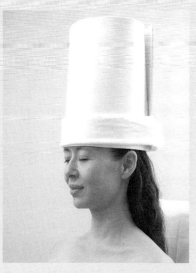

(左)シロバスティの前処置として行われるアビヤンガ。ふたりのテクニシャンによる左右対称のマッサージは、クリニックならではの贅沢。
(右)慢性的にヴァータが乱れていたり、心が弱っている人に処方される「シロバスティ」。通常は2、3日のコースで、脳の疾患やパーキンソン病などの治療法としても取り入れられます。

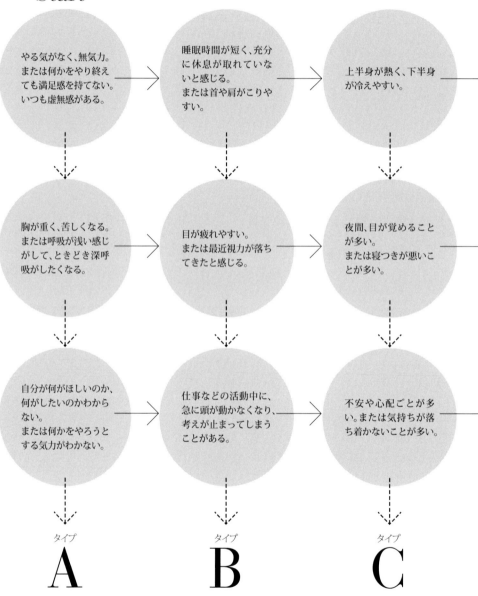

あなたの心の状態は?

アーユルヴェーダ式 心のバランス診断

今、あなたの心の状態はどんな状態ですか? イライラ、クヨクヨ、元気がない?
体とつながっている心。心が元気だと体も健康に、見た目も美しく輝きます。
さあ、心のバランス診断で現在の状態をチェック! 心の健康も養いましょう。

YES ------> NO ——>

Start

やる気がなく、無気力。
または何かをやり終え
ても満足感を持てない。
いつも虚無感がある。

睡眠時間が短く、充分
に休息が取れていな
いと感じる。
または首や肩がこりや
すい。

上半身が熱く、下半身
が冷えやすい。

胸が重く、苦しくなる。
または呼吸が浅い感じ
がして、ときどき深呼
吸がしたくなる。

目が疲れやすい。
または最近視力が落ち
てきたと感じる。

夜間、目が覚めること
が多い。
または寝つきが悪いこ
とが多い。

自分が何がほしいのか、
何がしたいのかわから
ない。
または何かをやろうと
する気力がわかない。

仕事などの活動中に、
急に頭が動かなくなり、
考えが止まってしまう
ことがある。

不安や心配ごとが多
い。または気持ちが落
ち着かないことが多い。

タイプ

A

タイプ

B

タイプ

C

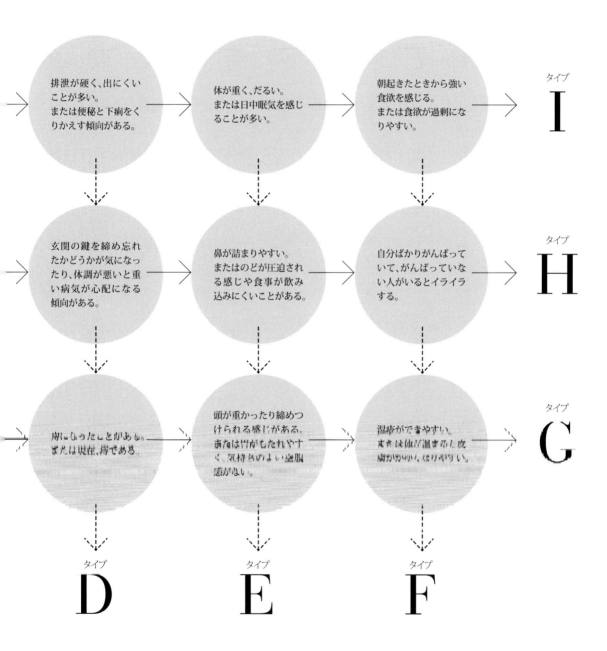

排泄が硬く、出にくいことが多い。
または便秘と下痢をくりかえす傾向がある。

体が重く、だるい。
または日中眠気を感じることが多い。

朝起きたときから強い食欲を感じる。
または食欲が過剰になりやすい。

タイプ **I**

玄関の鍵を締め忘れたかどうかが気になったり、体調が悪いと重い病気が心配になる傾向がある。

鼻が詰まりやすい。
またはのどが圧迫される感じや食事が飲み込みにくいことがある。

自分ばかりがんばっていて、がんばっていない人がいるとイライラする。

タイプ **H**

膚にひったくとがあい。または現在、痔である。

頭が重かったり締めつけられる感じがある。または胃がもたれやすく、気持ちのよい空腹感がない。

温疹ができやすい。または体が温まると皮膚がかゆくなりやすい。

タイプ **G**

タイプ **D**

タイプ **E**

タイプ **F**

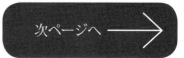
次ページへ →

Type A

満足感や達成感がダウン
心のエネルギーを取り戻して

診断

このタイプのあなたは、心臓のピッタが鈍い状態であるか、弱っている恐れがあります。心臓のピッタは、満足感を作り出し、願望を持つ力やその願望を達成するための心のエネルギー源。そのため、これが低下すると自分の望みや将来への希望などを感じることができず、日々の生活の中で満足感を味わうことができなくなります。

原因

心臓のピッタは、大切なものを失ったり、自分の願いが叶わなかったときの悲しみが大きいと弱ります。毎日の仕事や生活の中で自分の欲求や願望を抑え、喜びや満足感を味わうことのない日々を長年送ることで、心臓のピッタは鈍くなってしまうのです。弱さや鈍さが慢性化すると、他人の何気ない言葉に傷つきやすくなり、言われた言葉がいつまでも頭から取れなくなってしまうなどの症状も現れます。

処方

あなたに必要なことは、自分に合った仕事や満足を感じられる何かを見つけ、一生懸命頑張ることではありません。まず弱った心臓のピッタを元通りの強さにして、心のエネルギーを取り戻すことです。そうすれば、心の内側から自然に願望が沸きあがり、自ら行動を起していくことができます。

心臓のピッタを強くするために、全身のオイルマッサージはとても有効です。特に、ゆっくりと胸を上下するマッサージは傷ついた心を癒してくれます。さらに、半身浴をしながら胸のピッチタラナを行うとなお一層よいでしょう。毎日続けていると、胸を中心に体がしっかりと温まり、気力や満足感が内側から出てくるでしょう。

ただし、長期にわたってタイプAの状態になっている方の中には、タイプC(もしくはタイプB)との複合状態になっている場合が多く、その改善には日々の生活を規則的に送ったり、頭のピッチタラナなどを行う必要もあります。場合によってはすでに自身による回復が困難な場合もありますので、医療機関での治療をおすすめします。

処方箋	
全身のオイルマッサージ	胸のピッチタラナ
胸のマッサージ	**もしくは医療機関へ**

Type B

気力や思考能力が低下
たっぷりの休息と睡眠を

診断

このタイプのあなたは、神経系のカパが弱っている恐れがあります。神経系のカパは、本来神経系を滋養し、力強さを与えています。継続して思考する力や記憶力、安定した心や愛情の源です。そのため、これが弱ると物事をじっくり考え、記憶することができなくなり、突然思考が止まってしまうなどの症状が出てきます。さらに、一見タイプAと似たような無気力感や抑うつ症状を伴うことも多く、積極的な活動から遠ざかってしまいます。

原因

神経系のカパは、睡眠不足やストレスが過度にかかる活動を長期間続けることで弱ってしまいます。また、全身の免疫力の低下を招くために病気や怪我が治りにくくなり、さらに呼吸機能が低下するために就寝中の無呼吸症を引き起こすことさえあります。このような状態はすでに自身による回復は困難です。医療機関での治療をおすすめします。

このタイプの方は、弱った神経系の滋養を補うために、甘いものや穀類を主体に過食することが多く、それが過度になるとカパの悪化を招き、タイプEとの複合状態になる傾向もあります。

処方

あなたに必要なことは、まず神経系に充分な休息を与えることです。可能な限り早寝の習慣を身につけ、できれば22時前後には床に着くようにしましょう。オイルマッサージも大変有効で、特に頭は毎日実践するべきです。さらに、半身浴をしながら頭のピッチタラナを行うとなお一層よいでしょう。そして、集中力が戻り、思考中に頭が働かなくなるなどの症状がなくなってくれば回復している証拠です。

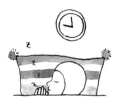

処方箋	
全身のオイルマッサージ	頭のピッチタラナ
頭のオイルマッサージ	**もしくは医療機関へ**
夜22時前後に寝る	

診断結果

Type C

緊張や不安が多く、リラックスしづらい
規則的で穏やかな生活を

診断

このタイプのあなたは、神経系の活動が過度になりヴァータが乱れています。正常な神経系のヴァータの働きは、躍動的でいきいきとした精神活動を作り出します。このヴァータが乱れることで、心は特別なできごとがなくても常に緊張や不安を感じ、平安がありません。穏やかに考え、落ち着いて対処することができず、考えは散漫になり、とりとめのない行動を延々と続けてしまいます。時間ばかりかかって、活動の割に達成感が少なく、無駄が多いと感じています。心を落ち着かせたいと思いますが、自身をコントロールすることができず、静かにリラックスすることができません。調子のよいときと悪いときのムラがあり、元気かと思えば落ち込んだりします。早く寝たほうがよいとわかっていても、つい夜更かしをして寝不足が続きます。このようなタイプCの状態が長く続くとタイプBに移行する場合があります。早めの対処が必要です。

原因

神経系のヴァータは、不規則な生活や過度な活動、生活環境の大きな変化、睡眠不足、体の冷えなどが原因で乱れます。

処方

あなたに必要なことは、少しずつ規則的で穏やかな生活を心がけていくことです。早寝の習慣をつけ、できるだけ毎日同じ時間に食事を取り直しましょう。過度な外出や夜遅くまでの活動などは避け、夕方にゆっくりとオイルマッサージを行い、その後半身浴をして体を温めましょう。この朝、頭のピッチタラナを行うとなお一層よいでしょう。

処方箋

夕方、全身オイルマッサージ＆半身浴	
朝、頭のピッチタラナ	早く寝る
規則的で穏やかな生活	同じ時間に食事を取る

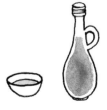

Type D

病気でないのに心身の不調に悩む！？
早寝をして、毎朝適切な排泄を

診断

このタイプのあなたは、下腹部のヴァータの乱れが神経系のヴァータのバランスを乱している可能性があります。このようなバランスの乱れがあると、実際には病気ではないのに心身の不調に悩み、重い病気ではないかと常に心配したり恐れたりします。また、鍵をかけ忘れていないかが気になったり、電車のつり革が持てないなどの症状が現れ、日常生活が不便になってしまう場合もあります。

原因

下腹部のヴァータが乱れる原因で最も多いのは便秘です。アーユルヴェーダで定義する「適切な排泄」とは、毎朝、適度な硬さの、においの少ない、水に浮く排泄が毎日あることです。もし排泄が一日おきであったり、毎日あっても朝ではなく時間が不規則であったり、水に沈むようであれば、適切な排泄ではなく便秘であると考えます。便秘が長期間続くと直腸を中心とした下腹部のヴァータが乱れ、それが神経系のヴァータのバランスを乱し、結果として今述べたような症状が出てしまうことがあるのです。

処方

あなたに必要なことは、まず毎朝適切な排泄をするように心がけることです。便秘の要因の一つに睡眠不足がありますから、できるだけ早寝をして朝気持ちよく目覚め、それからよく沸かした白湯を1杯飲んで下さい。しばらくしてから排泄をする習慣を身につけるとよいでしょう。毎日のオイルマッサージも大変有効です。頭やおなかなどは特に大切ですから、入念に行ってください。また、ふだんの食事で唐辛子やチリなどの辛いもの、揚げものや牛・豚などの肉類などを控えるようにしてください。これらの食事を続けていると、下腹部のヴァータの乱れにピッタの乱れが加わってしまいます。その結果タイプDとの複合状態になる場合がありますので注意が必要です。

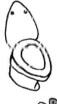

処方箋

全身のオイルマッサージ	早く寝る
頭のオイルマッサージ	朝、適切な排泄
おなかのオイルマッサージ	
辛いもの、揚げもの、肉類を避ける	

Type E

自分に自信が持ちづらい
規則的な日々と毎日軽い運動を

診断

このタイプのあなたは、ヴァータの乱れと同時にカパが乱れています。精神的な不安定さや緊張に加え、カパの重く冷たい質によって心の重さや抑うつ症状が現れ、消化力や代謝が低下し、体が冷える傾向があります。自分に自信が持ちにくく、意見をはっきりと述べられずに思いが溜まることが多いでしょう。喉が詰まる感じがしたり、実際に喉周辺が腫れてくる場合もあります。また、頭が重い感じや締めつけられるような頭痛、鼻づまりや鼻炎症状が出ることもあります。この状態が悪化すると閉所恐怖症やパニック症状が現れることもありますので早めの対処が必要です。

原因

このようなバランスの乱れの原因は、ヴァータが乱れることで甘いものや炭水化物を過食してしまうことです。休日に家でお菓子をだらだらと食べたり、夕食後に甘いものを食べ続けてしまい、その結果カパが悪化してしまうのです。

処方

あなたに必要なことは、優先的にヴァータのバランスを整えながら、同時にカパを整えていくことです。ヴァータを整えるコツは規則的な日常を送ることです。早寝を心がけ、オイルマッサージを実践し、休日の夕方には頭のピッチタラナを行うのもよいでしょう。そして、カパを整えるために、毎日軽い運動を行いましょう。初めのうちは、朝早くや、夕食後の散歩がよいでしょう。30分から40分ほどゆっくりと散歩します。慣れてきたら一時間まで時間を伸ばして行うのがよいでしょう。

処方箋

全身のオイルマッサージ	早く寝る
夕方、頭のピッチタラナ	早朝か夕方、軽い運動を
規則的な生活を送る	

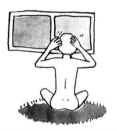

Type F

イライラして、心の寛容さも欠けてくる
塩分、刺激物、揚げ物を避けて

診断

このタイプのあなたは、ヴァータおよび（もしくは）カパの乱れに加えて、肝臓のピッタが乱れている可能性があります。肝臓のピッタは胃腸で消化され、血液中に吸収された栄養素をさらに代謝し、また一定状態で栄養を貯蔵する働きがあります。ふだんの食事に砂糖やご飯などの糖質や、脂肪類を多く取っていると、肝臓のカパが上がります。この際、このタイプの方はそのカパを処理するためにピッタが強まり、その状態が続くことで肝臓のピッタが乱れてきます。また、満足できる達成感が得られないままの状態で、無理な努力を続ける日々を送っていると乱れてくる場合もあります。

原因

このようにして肝臓のピッタが乱れてくると、イライラしやすくなり、心の寛容さに欠けてきます。また、湿疹など皮膚炎を引き起こすことも珍しくなく、日中太陽光に長く当たったり、熱い風呂に入ったり、床について体が温まると体がかゆくなってしまいます。

処方

あなたに必要なことは、ヴァータのバランスを整えながら、ピッタを整える食事を取ることです。規則的な生活スタイルを送りながら、オイルマッサージも行いましょう。ただし、皮膚にかゆみや湿疹が出ているときにごま油でマッサージを行うと、症状を悪化させてしまうので、良質なオリーブオイルやココナッツオイルで行ってください。食事で気をつけることは、塩分を控えめにし、唐辛子やチリ、カフェインやアルコールなどの刺激物、さらに天ぷらや唐揚などの揚げもの類を避けることです。海水から生成されるすべての塩とごま油は、皮膚のピッタを乱し皮膚炎を悪化させますから、気をつけてください。塩は白色の岩塩がピッタを乱さないために適しています。

処方箋

全身のオイルマッサージ
規則的な生活を送る
塩分、辛いもの、揚げものを避ける
カフェイン、アルコールを避ける
岩塩をとる

🌀 ヴァータ（風/軽・冷・乾）　🔥 ピッタ（火/鋭・熱・辛）　💧 カパ（水/重・遅・湿）

診断結果

Type G・H

ドーシャのバランスは良好
オージャスをさらに増やして

診断

このタイプのあなたは、ヴァータを主体にピッタやカパをいくらか乱しています。タイプGの方がHより乱れの程度は強い傾向がありますが、タイプAからFのいずれかに分類されるほど悪化はしていません。

処方

あなたに必要なことは、現状の乱れを整えてドーシャのバランスをよりよい状態にすることです。そうすることで、あなたの心は今以上に喜びや幸福を感じ、安らぎや穏やかさを体験することができます。

まずは、規則的な生活を送りながら、毎日の生活の中にオイルマッサージの習慣を身につけましょう。長く習慣的にオイルマッサージを行っていると、オージャスが高まり、心と体が強く安定してきます。オージャスは生命を生き生きとさせる質ですから、オージャスを強く持つ人は、ドーシャも乱れなくなり、心がいつも満ちた状態になっていきます。

処方箋

全身オイルマッサージを習慣に
ドーシャのバランスをさらによくする

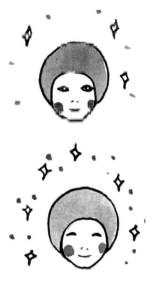

Type I

幸せで満たされた日々
オイルマッサージでこの状態をキープ

診断

このタイプのあなたは、ドーシャの乱れが少なく、よいバランスを保っています。すでに日常で心の安らぎや豊かさを体験し、活動における達成感を味わい、幸福な人生を歩んでいるでしょう。

処方

あなたに必要なことは、ドーシャのバランスを完全な状態にをキープすることです。ドーシャは、完全な状態においてそのバランスが乱れることがなくなり、オージャスが常に安定して強い状態を維持し、心は喜びと幸福を体験し続けます。

心の安定や豊かさをすでに持っているあなたは、自身の内側をより強くすることが大切であると知っています。あなたは、そのために必要なことを自分なりに行っているでしょうが、そんなあなたにもオイルマッサージはきっと役に立つはずです。小さな日々の習慣として取り入れ、毎日行うことでドーシャのバランスをより完全なものにしていきましょう。

処方箋

全身オイルマッサージを習慣に

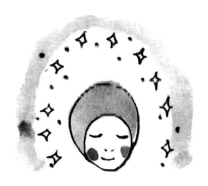

アーユルヴェーダ式
体と心のプチ処方箋

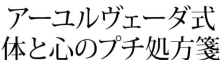

3つのドーシャ別処方箋

ヴァータ

●乱れると

おなかにガスが溜まって便秘になり、手足も乾燥して冷たくなる。緊張性の頭痛や腰痛、不眠になりやすい。緊張や不安で心が落ち着かず、集中力散漫に。気分も変わりやすくなる。空虚感にさいなまれ、うつ状態になることも。

〈原因〉

不規則な生活や、過度な活動、生活環境の大きな変化、睡眠不足、騒音など過剰な音の刺激、体の冷え、長時間の空腹

●整っていると

機敏で活発、体も軽くてがんばりもきき、行動も素早く想像力が豊かになる。順応性も高く、理解力、記憶力もよく、何事もポジティブに行える。

●心がけたいこと

無理のある過度の活動に気づいたら、その場でいったん休憩を。毎晩、充分な休息を取り、体を冷やさないようにゆっくりお風呂に入ったり、温かい飲みものを取ること。部屋もなるべく温かく湿度を保つとよい。大きな音や刺激の強い音楽は避けて。

ピッタ

●乱れると

イライラして怒りっぽくなる。完璧主義になり過ぎ、闘争的で他人に厳しくなる。異常に汗をかき、肌が過敏になって赤い発疹やじんましん、目の充血、体臭、口臭、若禿げ、白髪が気になるように。胸やけや胃痛を起こすことも。胃や腸の潰瘍、皮膚病になりやすい。

〈原因〉

過度な努力や無理、時間に追われる、アルコールの多飲、過剰な日光浴、夜遅い食事、熱いものや辛いものの食べ過ぎ

●整っていると

情熱的で知性に溢れ、勇敢で機転がきく。快食快便で、肌にも髪にもツヤがある。集中力があり、チャレンジ精神も旺盛になる。

●心がけたいこと

寝室は涼しくし、熱いお風呂には長く入らないこと。高温を避け、冷たく甘い飲み物など水分補給を多めに。辛い食べ物や衝撃的な映像など、刺激的なものは控えること。美しい自然に触れ、静かな時間を持つようにする。

カパ

●乱れると

物事にこだわることが多くなり、執念深くなる。思考が鈍く大ざっぱになり、活動する意欲がなくなったり、人に会いたくなくなり、うつ状態に。愛欲におぼれたり、独善的で保守的になりがち。

〈原因〉

朝寝坊、昼寝、日中ゴロゴロしている、過眠、マンネリ化した生活、甘いものや油ものの食べ過ぎ、過食

●整っていると

愛情に満ちて献身的で、おだやかさと寛大さに溢れている。持続力があるので、物事を着実にやり遂げることができる。

●心がけたいこと

新しい事柄や人に触れて、適度な刺激を受けること。できれば毎日運動し、あまりゴロゴロしないように。食べる量に注意し、食べた後すぐに横にならないようにすること。朝食は抜いてもOK。湿度を避けた生活を。

体の悩み

✿ 便秘

まずは、活動と休息のバランスが取れた生活をするようにしましょう。毎朝起きたあとに常温の水を1杯飲み、定時にトイレに座るようにすると、とても効果的です。でも、無理に出そうとはしないこと。最初は、ただ座っているだけでOK。決まった時間に自然な排便ができるようになってくるはずです。朝、下腹部をオイルマッサージしても効果的です。一日3杯程度の白湯をすするか、就寝前にスプーン一杯のギー（無塩バターを熱した際、下層に沈んだ黄金の油）を溶いた温かいミルクを飲んでもよいでしょう。それでも効果がない場合は、白湯にレモンを1/8ほど絞り、塩を少々、あるいは40℃以下の冷ましたお湯に生はちみつを溶かして飲んでみて。

✿ 痔

慢性的な便秘、排便時の力み、長時間座ったまま、あるいは立ったままの仕事などは、痔の原因に。これらの行為は極力控えること。これにアルコールや香辛料の取り過ぎ、下痢などの要素が加わることで痔の症状が本格化していくので、兆候がある人はアルコールや香辛料を控え、下痢の症状も改善させるよう心がけて。一度痔になると、仮に完治したとしても、患部にドーシャの乱れが残る場合が多いので、専門の治療を受けることをおすすめします。

✿ 胃痛

まずは、休息をよく取り、食生活を見直してください。食事の量を少なめに、決まった時間に食べるように心がけて。食事の際には、辛いものは控えること、食べる前に深呼吸をすること、よく噛んで食べること。アルコールや香辛料も控えめに。また、食後の5分は落ち着いて座っているように。食後30分は、仕事や運動をしないことも大切です。睡眠もしっかり取ること。

✿ 食欲不振

消化器官に負担がかかっているのが原因なので、その負担を減らしていくことから始めます。無理に食べようとせず、空腹感がなければ白湯だけに。空腹感があるときは、少量を規則正しく食べること。そうすることでヴァータの乱れが整い、食欲が戻ってくるはずです。

✿ 胸焼け・吐き気

食事の量を意識的に減らしてみてください。吐き気の場合は、神経の緊張を避けることも大切です。

✿ 過食

過食は、日常のストレスで不安定になった心身に食べものの重さを加えることで、無理矢理バランスを取ろうとする症状です。「食べて、吐いて、また食べて」を繰り返してしまうという状態の人は、ひとりで解決しようとしないこと。ひとりで悩むことで余計に深刻な症状に陥ってしまいます。何かしらのストレスが原因となっていることが多いので、専門の治療のもと、心身両面から改善していくことが必要です。

❀ おなかが下りやすい

症状が治まるまでは、ホットミルクやスープ、うどんなど、温かく消化によいものを、少しずつ落ち着いて食べるようにしましょう。食べ過ぎ、特に辛いものや油分が多いものは控えるように。冷たい飲みもの、アルコールも厳禁です。

❀ おなかにガスが溜まる

腹部を冷やさないようにし、消化にいいものを規則正しく取りましょう。夕方16時から18時の間に、温かい飲みものを飲んで休憩を取るのも効果的です。

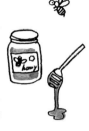

❀ 風邪のひき始め

ひき始めは、太白ごま油でのうがいがおすすめです。また、半身浴で体を温めても。湯船にふたを半分ほどして入浴すると、なおよいでしょう。ただし、夜は長風呂はせず、軽くシャワーを浴びる程度にして、早めに就寝を。食事を腹八分目で終わらせることも大切。

❀ 喉が痛い

風邪のひき始めと同様、太白ごま油でのうがいが効果的です。通常のうがい薬の数倍の効果が望めます。

❀ 咳が止まらない

朝夕の2回、太白ごま油でうがいを。喉、胸のオイルマッサージも効果的です。生はちみつをなめるか、40℃以下の白湯に溶かして飲んでもよいでしょう。煙や冷気を避け、食事は魚料理やカラシを控えるように。

❀ 花粉症

春先の花粉症対策は、前年の秋冬から始めましょう。秋冬に、意識的に食事の量を減らし、決して食べ過ぎないこと。食べたぶんは、きちんと運動をすること。

❀ 腰痛

腰痛には、半身浴が効果的です。おでこに太白ごま油を塗って入浴すると、なおよいでしょう。心と体のツボであるおでこに太白ごま油を塗ることによって、心身のバランスが取れるのです。腰に、小さじ半分程度の太白ごま油を塗ってみてもよいでしょう。当然ですが、腰に負担がかかるような運動や冷却は厳禁です。

❀ 目の疲れ・ドライアイ

パソコンを使用する仕事が一般的になった現在、増加傾向にある症状です。ときどき遠くを眺めたり、おしぼりで目を冷やすとよいでしょう。夜、入浴前か就寝前に、ギーを薄くまぶたに塗っても効果的です。

❀ 偏頭痛

この症状には、全身のオイルマッサージが特に効果的です。いつもより長めに頭部をマッサージし、終わったあとの休息もたっぷりと取りましょう。

❀ 肩こり・首の痛み

偏頭痛同様、患部への長めのオイルマッサージが効果的です。休息をたっぷり取ることも忘れずに。いつもより早めに軽い夕食を済ませ、おなかが軽い状態で就寝することもポイントです。

❀ 耳鳴り

朝と夜、シャワーの前にしっかりと全身オイルマッサージをし、そのあとは穏やかな音楽を聴くなどして、リラックスする時間を過ごしてください。ゆっくりとした休息、睡眠時間を少し多めに取ってください。

❀ 冷え性

消化力の低下と血行不良から起こる症状です。体全体のヴァータを整えるという意味で、食事の量を減らしてアーマを消化し、全身のオイルマッサージをすること、規則正しい生活をすることが、特に必要です。その上で、つねに体を温かく保つよう心がけてください。

❀ むくみ

食事の量を減らすことで消化機能を正常に戻し、溜まったアーマを減らしてください。長めのオイルマッサージと腰から下の半身浴、そしてたっぷりの休養を。

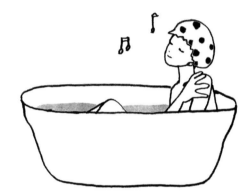

心の悩み

❀ 寝つきが悪い・不眠症

日中は疲れ過ぎないように心がけ、夕方(16〜17時)には散歩をして景色を眺めるなど、リラックスする時間を設けましょう。就寝前のホットミルク、ピッチタラナをしながらの半身浴(30分程度)も効果的です。

❀ 朝起きられない

22〜6時の睡眠を基本とし、朝食の代わりに「生はちみつレモン」を。「生はちみつレモン」は、40℃以下の白湯100〜150mlに、生はちみつをティースプーンで2杯溶かし、レモンを2〜3滴しぼって作ります。

❀ 自信喪失

焦らずに、ゆっくりと回復させましょう。原因を認識し、肉類やアルコールを控え、オージャスを増やすよう心がけてください。

❀ 落ち込み

オージャスを上げる努力をしてみて。長めの半身浴も効果的です。やがて、体の内側から力が沸いてくるはず。

❀ 無気力感

無理をせず、たっぷりと休息を取って、自然に気力が沸きあがるのを待ちましょう。早寝をし、(腹八分目にして)おなかを軽くするように心がければ、少しずつオージャスが整ってきます。ローズなど、甘い香りのアロマを部屋に焚くことも効果的。

❈ うつっぽい

食事の量を通常の3分の2に減らし、消化のよいものを食べるように。食事のあとに散歩することと、冷たいものを食べないようにすることも心がけて。

❈ ストレスを感じる

ストレスのあるなしは、心身の状態をチェックするバロメーター。同じことが起こっても、心身ともに健康なときは、ストレスを感じずに対処できます。ストレスが溜まっているなと感じたら、規則正しい生活を心がけてください。

❈ 不安症・心配症

大切なのは、心に安らぎを与えること。騒音を避け、静かな環境の中で生活してください。体を暖かく保ち、刺激的な味、辛いものは避けて。オイルマッサージが特に効果的です。

❈ イライラ・焦り

イライラしたり、焦ったときは、甘いものは控えて。どうしても甘いものを食べたくなったら、ミルクティーがおすすめです。また、食事の量を減らし、早起きを心がけて。朝食前には、必ずシャワーを浴び、体を暖かく保つこと。午前中に毎日、運動を少し行ってください。

❈ 疲労感・倦怠感

朝夕の食事は軽めに、昼食には満足感のあるものを。就寝前にホットミルクを飲むのも効果的です。その上で、しっかりとした睡眠を取りましょう。

❈ すぐにドキドキする・動悸

規則正しい起床・食事・睡眠を心がけ、むやみに外出しないこと。

❈ 忘れっぽい

食事の量を減らし、正常な代謝を取り戻すこと。オイルマッサージなどで、神経を充分に休息させることも必要です。

❈ 孤独感

ドーシャのバランスを全体的に整えることで、様々なタイプの孤独感は解消されていきます。早起きと朝食前のシャワーを習慣にし、朝晩の食事は軽めにします。心身を落ち着かせ、自分自身に安らぎを与えるような生活を心がけましょう。自然に周りに人が増えていきます。

❈ 日中眠い

カパの乱れが原因です。朝昼の食事を軽くし、眠いからといって寝ないこと。どうしても眠いときは、5〜10分の仮眠を。ただし、座ったままで。

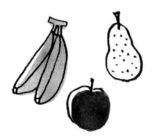

❈❈ 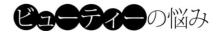ビューティーの悩み

❈ 肌荒れ・肌のたるみ

いちばんの予防は、自分の肌の状態を見て原因を自覚すること。不規則な生活をできるだけあらため、睡眠をよく取りましょう。オイルマッサージを取り入れ、消化のよいものを食べるように。続けるうちに、肌にもツヤが出て、透明感のある輝きが戻ってくるはずです。

❈ 顔のほてり

ストレスや疲労、寝不足が原因。夜更かしや夜遅い食事を控え、アルコールやコーヒー、チョコレート、チーズ、ヨーグルトはできるだけ口にしないようにしましょう。肌にかゆみがなければ、下腹部をやさしくオイルマッサージします。そのあと半身浴で体をよく温めるとよいでしょう。

❈ じんましん・湿疹

甘いもの、塩分の多いもの、冷たい飲みものを控えめにし、白湯を飲むようにして。間食や夜遅い食事はNG。かゆみがあるときは、太白ごま油ではなく、ココナッツオイルかオリーブオイルを使ってください。日光にはできるだけ当たらないように。お風呂もぬるめがよいでしょう。

❈ ニキビ・吹き出物

じんましんと同様、甘いもの、塩分の多いもの、冷たい飲みものを控えめに。白湯を飲み、間食や夜遅い食事は避けて。患部に皮脂や水が溜まっているときは、その部分を避けてオイルマッサージをしましょう。

❈ アトピー性皮膚炎

じんましん・湿疹の対処法を取り入れながら、生活を少しずつ規則正しくしていきましょう。添加物の入った食べものはNG。肌の乾燥している部分だけオイルマッサージを。精神的な安定が大事なので、できるだけストレスや緊張を避けましょう。無理に全部の対処法を行おうとせず、できることから始めて。ひとりで悩まずに、信頼できる人に話をすることも大切です。

❈ 肌のシミ

できるだけ患部を日光に当てず、シミのある場所に1日2回、オイルマッサージを。消化力を活性化させるために、しょうがを食事に取り入れるのもよいでしょう。朝1杯の白湯も、体内の浄化作用を促すので効果的。予防にもなります。

❈ 鼻づまり・鼻水

甘いもの、塩分の多いもの、揚げもの、動物性のもの、イモ類などは控えめにして。食べたあと、すぐに横にならないようにします。できることなら、朝6時までに起きて、冷ました白湯に生のはちみつを溶かしたものを、朝食のかわりに飲むとよいでしょう。

❈ 手荒れ・爪の異常

手先の荒れや異常は、体全体の不調の現れ。消化力が弱まり、皮膚の組織がもろくなっている可能性があります。まずは、ストレスや寝不足、過食、疲労など、消化力を弱めてしまう原因を減らし、生活のリズムを見直してみましょう。オイルマッサージも取り入れて。

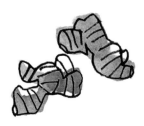

体臭

ツーンとする酸味のある腋臭は、体内の消化が不安定になり、食べたものが腐敗するために生じます。油もの、冷たい飲みものはなるべく取らないように。消化にいい野菜中心の食事にし、お肉を食べるなら鶏肉を。コンビニ弁当や夜遅い食事は避けたいもの。

加齢臭

年をとったからではなく、未消化物（アーマ）が溜まったために起こります。朝、オイルマッサージをしてシャワーを浴びるようにしましょう。体内の老廃物が洗い流されて肌の新陳代謝が高まるので、においが徐々に抜けてきます。白湯を一日3、4杯（600〜800cc）飲むのもおすすめです。

汗っかき

ふだんから熱めのお風呂に入ったり、息が上がらない程度に毎日運動するのがおすすめ。汗をたくさんかく人にありがちなうつっぽさもなくなり、体も心も軽くなってくるはずです。

口臭

アーマが胃に溜まっている可能性大。歯磨きのほかに、朝の舌ごけ掃除を取り入れて。夕食はできるだけ夜20時までに済ませましょう。太白ごま油のうがいももってこい。熱処理した大さじ一杯の太白ごま油を口に含み、1分ほどうがいをして、ティッシュに吐き出して。風邪の予防にもなります。

脂性肌

油っぽい食べものを控えて、軽く運動するのがよいでしょう。オイルマッサージも、肌の代謝を高めるためにぜひ取り入れて。脂に油はよくない気がしますが大丈夫。肌の汚い脂はオイルに溶け出して、アーマと一緒に洗浄されてしまいます。

乾燥肌

オイルマッサージが最適です。たっぷり休んで半身浴などで体をよく温めます。豆腐や熟したフルーツなど、良質なたんぱく質や糖分を取るのもよいでしょう。ただし、デザートとしてではなく、1回分の食事として食べるように。旬のものがおすすめです。

目の下のクマ

睡眠を充分とるのがいちばんですが、オイルマッサージも改善につながります。クマの部分だけではなく、全身行うほうが効果的。消化力も弱っているので、温かく消化のよい食事を心がけてください。

ドライヘア・フケ症・抜け毛

頭のオイルマッサージで、頭皮の代謝力を高めましょう。髪が潤うのはもちろん、代謝力が上がるので、はがれ落ちなかった古い角質はキレイに洗い流され、フケがなくなります。アーマも減るので、抜け毛も解消するはず。

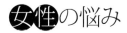

女性の悩み

生理前の情緒不安（PMS）

生理は、自分の体を浄化する大切な時間。だから生理前は、「これからとても大切な時間が始まる」と意識しましょう。オイルマッサージをし、下半身浴で体を温めて。お風呂のなかで腹部を時計回りにさするのもおすすめ。食事を軽めにし、日中に散歩をするのもよいでしょう。頭や首、肩も冷やさないように。

生理痛

生理一週間前から食事量を減らし、肉類や甘いもの、辛いもの、冷たい飲みものは控えめに。生理中は代謝が下がって無理ができない時期なので、自分の体をうんといたわることが大事です。仕事の量を減らすなど、できるだけ自宅でゆっくり過ごして。痛みが出たら、お風呂の前に下腹部に温かい太白ごま油を塗って温めます。ただしオイルマッサージは、生理開始3日間は控えて。

生理不順

女性にとって大切な生理が来るべきときに来ないのは、生理痛より深刻。閉経していないのに生理がない人は、心が幸せを感じられない状態です。ふだんから緊張の少ない生活を心がけ、体を冷やさないように。オイルマッサージを行い、特に下腹部は念入りに。ピッチタラナもぜひ行ってください。

デリケートな部分のかゆみ

まずは消化力を高めるのが先決。食事にしょうがを取り入れてみましょう。油っこい食べものや、コーヒー、アルコール、辛いものなどの刺激物は、できるだけ控えるようにしたいもの。

子宮筋腫・子宮内膜症

まずは食事にしょうがを取り入れます。肉類や油っこい食事、甘いもの、コーヒーやアルコールなどの刺激物は少々がまんを。油のかわりにはギーを取り入れて。全身のオイルマッサージを行い、ゆっくりお風呂で温めます。ピッチタラナも効果的。日中は昼寝はせずに、昼食後の軽い散歩がおすすめ。早寝早起きを心がけ、午前中から体をよく動かすとよいでしょう。

更年期障害

生活習慣としてオイルマッサージとピッチタラナを取り入れたいものです。すでに症状が出ている場合も同様。体をよく温め、緊張の少ない生活を心がけるとよいでしょう。

不妊症

生理痛や生理不順などの症状があったら、まずはそれらをケアすることから始めて。気持ちよく生理を迎えられるようになったら、妊娠しやすくなるはず。でも、焦りや緊張は禁物です。子どもができないということばかりにとらわれず、自分の人生を心から楽しむことが何より大切です。

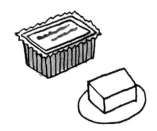

INDEX

profile

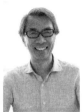

蓮村誠 (はすむら・まこと)

医療法人社団邦友理至会理事長。東京慈恵会医科大学卒業後、同大学病理学教室および神経病理研究室勤務。医学博士。オランダマハリシ・ヴェーダ大学、マハリシ・アーユルヴェーダ認定医。

2018年10月まで、マハリシ・アーユルヴェーダの診療に当たる傍ら、全国各地での講演活動、書籍執筆、テレビ出演、雑誌の連載などマハリシ・アーユルヴェーダの普及に努める。その後、日本古来の伝承知識である「コトハ」を学び、探求を進め、「コトハ」を用い、真の健康を実現するための診療を始め、現在は、「コトハ今治PVPクリニック」を開業し、診療を行っている。著書に『ファンタスティック・アーユルヴェーダ』(知玄舎)、『生命礼賛(いのちらいさん)』、『いのちの治療』(ともに総合法令出版)、『白湯 毒出し健康法』(PHP文庫)など多数ある。

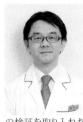

臼井幸治 (うすい・こうじ)

獨協医科大学卒業。富山医科薬科大学和漢診療部に入局後、中核病院で一般内科医として勤務。幼少の頃より自然治癒力に惹かれ医師を志す。医学部在学中にアーユルヴェーダに出会う。その中でも現代科学の検証を取り入れたマハリシ・アーユルヴェーダ医療を学ぶ機会を得て、健康を完全なるものへと導く知識と技術を実感。2000年より蓮村誠医師に師事。その後、東邦大学心身医学講座博士課程を経て、2016年、銀座レンガ通りクリニック開院。アーユルヴェーダに加え、あらゆる疾患を自然退縮に導く手技療法を開発し診療を行う。著書に『薬のやめ方減らし方』(総合法令出版)、『自然治癒力を引き出すサトワタッチとは──治らない病を治す奇跡』(知玄舎)がある。

装丁・デザイン　GRiD
撮影　白川青史、相川大助(P63-67)、スタジオ レミトン 澤野新一朗(P26左)
イラストレーション　micca
モデル　ERI
スタイリング　轟木節子(FLAT)
ヘアメイク　草場妙子
ライター　山本貴緒(mother)、大久保和則
企画・編集　mother

本書の内容に関するお問い合わせは、お手紙かメール(jitsuyou@kawade.co.jp)にて承ります。恐縮ですが、お電話でのお問い合わせはご遠慮くださいますようお願いいたします。

1日10分　伝統のデトックス法で奇跡の美肌
黄金のアーユルヴェーダ セルフマッサージ
2006年 12月 30日　初版発行
2024年 5月 20日　新装版初版印刷
2024年 5月 30日　新装版初版発行

監修　蓮村誠、臼井幸治
発行者　小野寺優
発行所　株式会社河出書房新社
　　〒 162-8544
　　東京都新宿区五軒町 2-13
　　電話 03-3404-1201(営業)
　　　　 03-3404-8611(編集)
　　https://www.kawade.co.jp/
印刷・製本　三松堂株式会社

Printed in Japan　ISBN978-4-309-29406-3